U0244282

四川省自然科学基金青年项目（编号：2024NSFSC1091）

家庭财富对居民健康的影响及机制研究

张 锐◎著

JIATING CAIFU DUI JUMIN JIANKANG DE
YINGXIANG JI JIZHI YANJIU

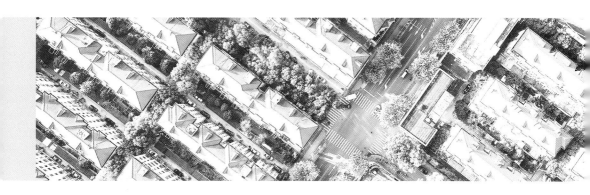

中国财经出版传媒集团

经济科学出版社
Economic Science Press

·北京·

图书在版编目（CIP）数据

家庭财富对居民健康的影响及机制研究／张锐著．

北京：经济科学出版社，2024．9． -- ISBN 978 - 7 - 5218 -

6225 - 6

Ⅰ．R195

中国国家版本馆 CIP 数据核字第 2024RK5352 号

责任编辑：汪武静
责任校对：刘　昕
责任印制：邱　天

家庭财富对居民健康的影响及机制研究

JIATING CAIFU DUI JUMIN JIANKANG DE YINGXIANG JI JIZHI YANJIU

张　锐　著

经济科学出版社出版、发行　新华书店经销

社址：北京市海淀区阜成路甲 28 号　邮编：100142

总编部电话：010 - 88191217　发行部电话：010 - 88191522

网址：www. esp. com. cn

电子邮箱：esp@ esp. com. cn

天猫网店：经济科学出版社旗舰店

网址：http：//jjkxcbs. tmall. com

固安华明印业有限公司印装

710×1000　16 开　14.25 印张　220000 字

2024 年 9 月第 1 版　2024 年 9 月第 1 次印刷

ISBN 978 - 7 - 5218 - 6225 - 6　定价：68.00 元

（图书出现印装问题，本社负责调换。电话：010 - 88191545）

（版权所有　侵权必究　打击盗版　举报热线：010 - 88191661

QQ：2242791300　营销中心电话：010 - 88191537

电子邮箱：dbts@ esp. com. cn）

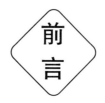

前言

居民健康水平的提升对实现个体幸福生活、家庭和睦以及经济高质量发展有重要意义。关于居民健康的影响因素，以往文献进行了诸多探讨。随着各国家庭财富及财富差距的增加，家庭财富和财富差距与居民健康的关系逐渐成为研究的焦点。国外已有部分研究尝试探讨家庭财富与健康的因果关系，但目前财富与健康的关系尚未得出统一结论。尽管国内已有少量学者考察了家庭绝对财富对居民身体健康的短期影响，但本书尚未发现有研究考察财富对我国居民心理健康的影响。首先，从财富对健康影响的时间跨度来看，国内外考察财富对个体健康中长期影响的文献还相对较少。其次，国内有关外生的财富冲击对居民健康影响的文献相对较少。同时，已有大量研究考察了收入差距与居民健康的因果关系，但深入探讨财富差距对我国居民身体及心理健康影响及机制分析的文献还有待拓展。

依托"十四五"时期更加积极有为促进"共同富裕"以及全面推进"健康中国"的战略背景。本书基于中国家庭追踪调查数据（China family panel studies，CFPS）、家庭金融调查数据（China household finance survey，CHFS）、中国家庭收入调查数据（China household income projects，CHIP）以及中国健康与营养调查数据（China health and nutrition survey，CHNS）等微观数据库，从绝对财富的视角，考察了家庭累积财富对个体健康的短期及中长期影响。为更好地识别财富和健康的因果关系，本书还基于"房屋拆迁"及"住房制度改革"这两个"准自然实验"，考察了正向的财富冲击对个体健康的影响。同时，本书还从相对财富的视角，考察了家庭财富差距对居民身体及心理健康的短期和中长期影响。此外，本书深入剖析了家庭财富对居民健康影响的作用机制，为全方位理解家庭财富对居民健康的影响提供了理论和经验证据。

在理论框架方面，本书在总结国内外有关财富对居民健康影响的理论基础上，构建了家庭财富及财富差距对居民健康影响的理论框架。本书的理论分析表明，家庭累积财富、正向的财富冲击能提高居民的健康水平。家庭财富差距会对居民健康造成负向影响。家庭财富会通过影响居民的健康保险投入以及劳动力供给影响居民健康状况，而家庭财富差距则是通过影响居民健康保险投入和邻里关系进而影响个体健康。本书在实证部分进一步验证了家庭财富、财富差距对居民健康的影响及作用机制。

在家庭累积财富对居民健康的影响方面，本书基于 2012 ~ 2018 年 CF-PS 面板数据以及 2013 ~ 2019 年 CHFS 数据，主要使用两阶段最小二乘估计家庭累积财富对居民身体和心理健康的短期和中长期影响。研究结果表明，家庭财富会显著提高居民的身体及心理健康水平，且家庭财富对居民身体和心理健康的影响并不是线性的，而是存在倒 "U" 形的关系。此外，家庭财富不仅对居民健康有短期影响，其对居民健康在中长期也有显著影响。异质性分析结果表明，相较于男性、城市居民以及生活在东部和中部地区的居民而言，家庭财富对女性、农村居民以及西部地区居民健康的影响更大。作用机制分析结果表明家庭财富能通过促进居民健康保险投入以及抑制居民过度劳动进而提高其身体和心理健康水平。考虑到流动人口的特殊性，本书还基于 2013 年 CHIP 数据考察了家庭累积财富对流动人口健康的影响。其估计结果表明，家庭财富能显著提高流动人口健康水平。

在家庭财富冲击对居民健康的影响方面，本书首先基于 2012 ~ 2018 年 CFPS 数据，使用双重差分模型考察了房屋拆迁对居民身体和心理健康的影响。研究发现，房屋拆迁对居民身体健康没有显著影响，对居民心理健康有显著正向影响。异质性分析结果表明，房屋拆迁对女性、农村居民以及年龄较大的居民心理健康的影响更大。同时，拆迁的补偿额度也会对居民心理健康产生显著正向影响。作用机制检验结果表明，房屋拆迁能显著提高居民健康保险投入，抑制居民过度劳动，进而提高其心理健康水平。此外，本书还使用双重差分模型考察了住房制度改革对居民身体健康的影响。其估计结果表明，住房制度改革对居民身体健康有显著正向影响。同时，本书还检验了住房制度改革对居民身体健康影响的异质性，其估计结果表明，相较于男性以及中西部地区而言，住房制度改革对女性以及东部地区居民身体健康的影响更大。本书还进一步验证了住房制度改革对居民身体健康影响的作用机制，其估计结果表明，住房制度改革能增加居民健康保险投入、抑制个体过度劳动，进而提高其身体健康水平。

在家庭相对财富对居民健康的影响方面，本书使用 2012~2018 年 CFPS 数据从相对财富的视角，使用两阶段最小二乘考察了家庭财富差距对居民身体和心理健康的短期及中长期影响。估计结果表明，家庭财富差距对居民身体和心理健康均有显著负向影响。异质性分析结果表明，家庭财富差距对男性、城市地区、年龄较小以及财富更多的居民健康的影响更小。此外，家庭财富差距对居民健康的中长期影响分析结果表明，家庭财富差距对居民健康的负向影响在中长期依然显著。作用机制检验结果与理论分析结果一致。也即，家庭财富差距能通过降低居民健康保险投入以及破坏邻里关系，进而对居民健康产生负向影响。

本书的研究有如下政策含义：（1）政府要保障家庭财富安全，持续提高家庭财富。（2）要完善社会保障体系，推进基本医疗健康保险全覆盖。（3）给予拆迁户现金或与现金等价的福利补偿，以提高拆迁户家庭成员健康水平。（4）政府应构建合理完善的住房配置体系，创新保障性住房产权配置模式，使受保障对象共享房价上涨带来的财富收益。（5）政府应改善收入与财富分配格局，加大对中低收入群体转移支付力度，持续提高低收入群体收入，扩大中等收入群体，坚定不移地促进共同富裕。

目录 Contents

第 *1* 章

绪 论

1.1 研究背景及问题提出

　　健康历来是发展中国家和发达国家共同关注的重要问题。居民健康状况的改善，对社会经济可持续发展甚至是人类文明进步也有重要意义。基于微观视角的研究表明，居民的健康状况会影响个体的幸福感、劳动供给、工资、生产率、生活质量、家庭的收入以及资产配置（张车伟，2003；李琴等，2014；王伟同和陈琳，2019；周慧珺等，2020；张颖熙和夏杰长，2020；Schultz et al.，1997；Ojeda et al.，2010；Atella et al.，2012）。综上可知，提升居民的健康状况，对保障并进一步提高居民福利及经济高质量发展有深远意义。此外，健康是人民群众的殷切期盼与追求，把人民健康放在第一位也是中国共产党践行宗旨和初心的体现。因此，我国政府对居民健康问题高度重视。党的二十大和"十四五"规划中明确提出要全面推进健康中国建设，把保障人民健康放在优先发展的战略位置，深入实施健康中国行动，完善国民健康促进政策，织牢国家公共卫生防护网，为人民提供全方位全生命期健康服务。

　　鉴于健康会影响到居民福利，且居民的健康状况受到了国家和政府的高度重视。因此，大量研究从不同的视角考察了健康的决定因素。以往研究发现，自然环境（林友宏，2021；Carleton，2017；Obradovich et al.，2018；Choi，2020；Weilnhammer，2021；Zhang et al.，2022）、宏观经济波动（Bartoll et al.，2013；Yilmazer et al.，2015）、贸易（张明昂，2021；

Shaffer, 2005)、国家腐败程度（Achim et al. , 2020）等均会影响到居民的健康。尽管宏观层面的很多因素会对居民健康产生影响，但一些家庭和个人层面的因素对健康的影响同样不容忽视。家庭以及个人层面的研究表明，个人宗教信仰（江求川和张克中，2013；Chirico, 2017）、社会资本（熊艾伦等，2016；Dai and Gu, 2021）、自我雇佣（赵建国和周德水，2021）、失业（Backhans and Hemmingsson, 2012；Schaller and Stevens, 2015）、移动支付使用（Zhang et al. , 2022）等均会对居民健康产生影响。而收入是个体衣、食、住、行的重要保障，是多数人赖以生存的必要条件，其对健康的影响历来是经济学家和社会学家共同关注的焦点（齐良书，2006；赵忠，2006；袁浩，2011；Ettner, 1996；Frijters et al. , 2005；Silbersdorff et al. , 2018；Kim and Koh, 2021），且大部分的研究均支持个体收入对居民健康有正向影响这一结论。

与收入相比，财富有本质不同。收入是流量，它仅能反映短期内个体或家庭消费和储蓄的流量，其并不能准确地衡量家庭所动用经济资源的能力（周广肃等，2014）。而财富是存量，它包含了家庭的投资、银行存款、房产等流动和非流动资产，能更好地反映家庭维持特定生活水平的能力。已有研究表明，财富代表了一个人一生中金融资源储备（Schwandt, 2018），其相较于收入而言更为稳定（Hajat et al. , 2010；Pollack et al. , 2013）。财富可以缓冲失业、残疾、家庭破裂等对个体的负向影响（Nowatzki, 2012）。同时，财富能更好地衡量个人一生不同阶段的经济状况，并且个人能通过代际传递完成资产累积。因此，财富更能准确衡量个人实际经济水平（Braveman et al. , 2005；Pollack et al. , 2007）。此外，高财富群体更容易获得政治权力、社会声望、经济社会地位、教育和就业机会（Pollack et al. , 2007；Adler and Rehkopf, 2008；Schunck, 2013）。综上可知，相较于收入而言，家庭财富对健康的影响可能更加深远。

除绝对财富外，家庭相对财富也引起了广泛关注和讨论。受全球化、技术进步、房价以及税收政策等内部和外部因素的影响，世界各国的贫富差距也逐渐增大（易行健等，2021）。贫富差距几乎已经成为一个世界性难题。事实上，中国曾是世界上收入分配最平等的国家，由于国家的快速繁荣及体制变革等原因，大部分人富裕起来的同时，我国居民的财富差距也逐渐增大（Meng，2007；Li and Wan，2015）。瑞士信贷《2021 年全球财富报告》表明，2020 年底，全球最富有 10% 群体占有世界约 82% 的财富。这说明当前全世界不同人群财富存在较大差距。同时，该报告还表明，2020 年全球财富差距在新冠疫情蔓延背景下有进一步扩大的趋势，全球最富有 1% 人群，其财富占比平均而言上升了 1.1 个百分点。其中，中国最富有 1% 人群财富上升了 1.6 个百分点。此外，皮凯蒂等（Piketty et al.，2019）的研究表明，2015 年中国前 10% 人群占了 67% 的财富，超过了英国和法国等大部分欧洲发达国家。综上可知，我国居民财富差距已处于高位水平且还有进一步扩大的趋势。

不可否认的是，一定程度的财富差距能鼓励或刺激个体和企业创新，推动经济社会发展。但较大的贫富差距会给社会和家庭带来巨大负面影响，严重时甚至可能造成阶级的对立及社会分裂，进而引发冲突和战争。党和政府对财富差距问题高度重视。"十四五"规划中指出要改善收入和财富分配格局，更加积极有为地促进共同富裕。此外，2021 年中央财经委员会第十次会议提出推动共同富裕的发展，我国经济治理框架从实现"小康社会"阶段转向"共同富裕"时代。在此背景下，社会各界都对财富分配予以了重点关注。然而，大量基于财富差距的研究都集中在财富差距的测度（Keister and Moller，2000；Fagereng et al.，2016；李实等，2005；陈怡等，2021）以及财富差距产生的原因（李实等，2000；韩文龙和陈航，2018；Henley，1998；Meng et al.，2007；Bastagli and Hills，2012；Kuhn et al.，2020）等方面。考察财富差距对个体影响的研究相对较少，国内考察财富差距对居民健康影响的研究则更为少见。

财富差距能从不同渠道对居民健康产生影响。已有研究表明，个体往往倾向于向上比较，人们倾向于与参照组内财富比自己多的人进行比较，财富差距越大，个体所感受到的相对剥夺感可能越强（Lhila and Simon，2010）。事实上，人们早就认识到收入差距会对个体健康产生影响（Subramanyam et al.，2009；周广肃等，2014；任国强和黄云，2017；任国强等，2017）。相对收入假说认为，个体所遭受的相对剥夺会对居民的健康状况产生显著负向影响（Adjaye-Gbewonyo and Kawachi，2012）。但收入差距仅反映了个体在收入之间的不平等，而财富差距所反映的不平等的维度则相对更多。以往研究认为，财富不平等还能反映权力、机会以及资源的不平等，这是收入差距这一指标难以体现的（Nowatzki，2012）。

财富差距相较于收入差距的研究更有价值（陈彦斌，2008；Nowatzki，2012）。从理论价值来看，经济资源控制的不平等是否能促进个体健康水平是社会科学研究的一个中心问题，该问题背后的实质是基于财富分配而非收入分配。从现实背景来看，我国财富差距问题日益突出，相较于收入差距而言，财富差距更难改变，财富差距还可能在代际间长时间延续，其对个体健康的影响也可能更为深远。若仅考虑收入差距而忽视财富差距对个体健康的影响，可能会低估不平等对个体健康的影响（Nowatzki，2012）。

事实上，国际上已有部分研究考察了家庭财富对居民健康的影响，但目前家庭财富对个体健康的影响并未得到统一结论，部分研究认为家庭财富会对个体健康有正向影响（McInerney et al.，2013；Yilmazer et al.，2015；Fichera and Gathergood，2016；Ettman et al.，2020），也有研究认为财富对健康没有影响（Östling et al.，2020；Lindqvist et al.，2020）。这可能是由于各研究使用的数据、关键指标的测度、控制变量的选取以及模型等存在差异。而家庭财富差距对个体健康的影响也存在两种观点，第一种观点认为，家庭财富差距的扩大可能会增加个体压力、降低公共基础设施，进而对健康造成负向影响（Lorgelly and Lindley，2008）。第二种观点则认为，富裕阶级的存在有利于增加卫生设施，提高医疗服务水平，提高医疗可及性（Ostendorf et al.，2001）。综上可知，家庭财富以及财富差距对个体健康的影响是不确定的。目前，国外已有部分研究考察家庭财富及财富差距对居民健康的短期影响，但考察财富对个体中长期影响的文献则较为少见；而家庭财富以及财富差距对我国居民健康的短期和中长期影响如何，其背后影响的机制又是什么，这一重要的理论与现实问题亟须解答。鉴于国内目前考察家庭财富对个体健康影响的文献还并不多见，且已有文献有关财富对健康的影响存在较大争议，本书基于 CFPS、CHNS、CHIP 以及 CHFS 等多个大型微观数据库细致地考察了家庭财富以及财富差距对个体健康的影响及作用机制。

家庭绝对财富以及家庭财富差距对居民身体健康和心理健康的影响是

本书研究的主要内容。此外，在考察家庭绝对财富对居民健康的影响时，考虑到家庭累积财富与健康可能存在较强的内生性问题，本书不仅从累积财富的视角考察家庭财富对居民健康的影响，还基于可能对财富造成冲击的"准自然实验"来考察财富冲击对居民身体健康和心理健康的影响，较好地识别了家庭财富对居民健康影响的净效应。具体而言，本书分别基于"房屋拆迁"以及"住房制度改革"这两个可能对家庭财富产生正向冲击的"准自然实验"，使用双重差分模型考察了财富冲击对居民身体健康和心理健康的影响。

本书的研究有较强的理论与现实意义。首先，本书揭示了家庭财富及家庭财富差距对居民健康的影响效应，丰富了家庭财富、财富差距以及健康的相关文献。其次，本书不仅考察了家庭累积财富对居民健康的影响，还考察了财富冲击对居民健康的影响，较好地识别了家庭财富对居民健康影响的净效应，也丰富了财富冲击对个体健康影响的这一类文献。此外，本书分别从理论和实证层面厘清了家庭财富以及家庭财富差距影响居民健康的作用机制，较为系统和全面地考察了财富对居民身体和心理健康的短期和中长期影响。本书的研究对深刻理解健康的决定因素，全面推进健康中国建设，有很强的借鉴意义。同时，本书的研究对于正确认识和把握实现共同富裕的战略目标与实现路径，全面评估我国收入分配现状及相关政策的制定有很强的政策启示。

1.2　关键概念界定

1.2.1　绝对财富：家庭净财富

本书的核心解释变量为家庭财富。财富，或者说财产、资产，是个体占有的、具有排他性，且可以与主体分离的物品，是人们在某一时点所拥有的各项资产的货币净值，是一个存量概念。按照皮凯蒂和祖克曼（Piketty and Zucman，2014）对财富的定义，家庭财富可定义为家庭金融资产以及非金融资产加总并去除掉负债后所得到的总量。其中，金融资产包括股票、基金、债券、金融衍生品以及银行存款等。非金融资产包括家庭房产、建筑物、土地等。借鉴国内外常用的衡量家庭财富的方法，本书使用家庭净资产来衡量家庭财富水平（盖庆恩等，2013；张龙耀和张海宁，2013；甘宇等，2015；Hurst and Lusardi，2004；Piketty and Zucman，2014；Wu et al.，2022）。值得注意的是，本书在对家庭财富进行计算时，并未考虑家用电器、汽车等耐用品。同时，政府未来的转移支付（例如，个体在退休后才能领到的退休金）也没有将其纳入计算范畴。鉴于生产性经营资产具体数额较难界定（生产性经营资产可能并非完全属于家庭），本书在计算家庭净财富时也并未包含生产经营性资产。事实上，在问卷调查的时间节点上，不能或很难通过数值进行量化的财富，本书都未将其纳入家庭财富的计算范畴。

以往研究财富的数据来源主要有两类，一类是税务方面的数据，另一类则是使用调研数据。使用税务的数据来倒推财富，只能用于分析特定人群，而且这种方法存在很大问题并不可行。因为不同系统的税收单位可能存在差异。同时，普通研究者很难获得家庭报税数据。因此，大部分研究中国家庭财富问题的学者都是基于调研数据来对家庭财富进行测度的。参照该指标的定义及数据的可得性，本书也通过问卷数据来对家庭财富进行度量。本书通过问卷计算出家庭的金融资产以及非金融资产的总和，然后再计算出家庭总负债，并将金融资产以及非金融资产的总和减去家庭的总负债，进而得到家庭净财富量。具体而言，本书通过问卷中家庭自有房屋估计市场价值、亲戚或其他组织借款以及金融资产余额的估计价值总和减去家庭负债总额即可得到家庭净资产，然后将其作为家庭财富的代理变量。其数值越大，则表明家庭财富越多。

1.2.2　相对财富：财富差距

本书中对家庭财富差距的度量参考了收入差距的测度方式，但相较于收入差距而言，度量财富差距更具挑战性。这主要是由于收入并不会出现负值，而大多数有关财富的调查中会出现部分样本观测值其净资产为负的情况。同时，财富分布可能会出现厚尾分布和偏态，进而导致系数极值的出现。由于负值净资产的存在，一些传统的用于度量收入差距的方法在度量财富差距时就不再适用。例如，泰尔指数在财富差距的度量中则会受到限制。而且，负值净财富的存在也倒逼研究者需要设计不同于传统收入分配的参数模型，这对于财富差距的计算尤为重要。

测量财富差距的方法很多，以往研究分别采用基尼系数、泰尔指数、扭曲系数、变异系数以及分位数比值来对财富差距进行测度。例如，尹志超和张号栋（2017）利用同一社区家庭净财富的 90 百分位和 10 百分位的差值来度量家庭财富差距。伍再华等（2017）利用财富的基尼系数以及扭曲系数来对财富差距进行测度。但是微观水平的分析采用基尼系数等群体不平等指标会存在很大问题。因为在同一个参照系里，家庭财富水平较高的个体以及家庭财富水平较低的个体会忍受财富差距带来的相同负面影响，这样无论从理论还是直觉上都站不住脚。因此，有关财富差距的微观分析最好采用微观的不平等指标来对财富差距进行测度。

采用微观层面不平等指标来对财富差距进行测度，并进一步考察财富差距对居民健康的影响时，参照群的选取尤为关键。这是由于个体自评健康或心理健康往往是通过个体和某个参照群作比较而得到。由于在农村，大家日常生活的地理范围以村庄为主，居民感知、比较家庭财富和其他居民之间的差异主要是在村庄这一地理范围内。而在城市地区，居民在社区范围的活动时间占比也相对更多。因此，本书以同村/居其他成员为参照群来测度家庭财富差距。参考以往研究并基于数据显示，本书使用卡克瓦尼（Kakwani）指数来测度家庭的财富差距。这主要是有两个原因：首先，卡克瓦尼指数满足正规性、转移不变性以及无量纲性等优良性质（任国强等，2017）。其次，卡克瓦尼指数不仅能反映不平等程度的微观指标，也是相对财富的另一种度量方式，该指标同时具有二者的特点（任国强等，2016）。因此，本书使用卡克瓦尼指数来测度家庭的财富差距。事实上，卡克瓦尼指数广泛应用于收入分配领域相关研究（任国强等，2017；Kakwani，1984；Eibner and Evans，2005；Li and Zhu，2006；Ling，2009；Lhila and Simon，2010；Salti，2010）。卡克瓦尼指数是卡克瓦尼（Kakwani，1984）基于伊扎克（Yitzhaki）指数提出的。个体 k 所对应的卡克瓦尼指数为：

$$RW(y, y_k) = \frac{1}{N_i \mu} \sum_{i=k+1}^{N_i} (y_i - y_k)$$

其中，y_k 代表家庭 k 所拥有的财富；y_i 代表参照群里家庭财富大于家庭 k 的某个 i 家庭的财富。比个体 k 家庭财富高的其他家庭共有 N_i 个，这些比家庭 k 大的家庭即为家庭 k 的参照组。μ 代表参照组成员家庭财富的均值。将参照组内这 N_i 个家庭的家庭财富逐一减去家庭 k 的财富，并将得到的差值求平均数，即可得到卡克瓦尼指数，该指数反映了家庭间财富不平等状况。该指标越大，则表明个体所在家庭与其参照群财富差距越大。

1.2.3　身体健康

对主观身体健康的度量，大部分研究通过受访者的自评健康来进行测度（封进等，2007；李实和杨穗，2011；赵忠，2016；梁童心等，2019；Meer et al., 2003；Dor et al., 2006；Hadley and Waidmann, 2006；Lorgelly and Lindley, 2008；Hullegie and Klein, 2010；Gunasekara et al., 2013；Kim and Koh, 2021；Zhang et al., 2022）。自评健康被大家广泛使用的原因一方面在于大部分微观调研数据中都包含了个体的自评健康；另一方面是由于已有研究发现，自评健康和死亡率以及其他客观健康指标具有很高的相关性（Mcewen et al., 2009）。此外，采用主观指标和客观指标来度量个体的身体健康各有利弊。相较于身体质量指数等客观健康指标而言，主观健康指标（自我评价的健康）虽然由于个体异质性特征可能会影响其准确性（Strauss and Thomas, 2008；李琴等，2014），但却能较为全面地反映个体的综合健康水平。问卷中询问了受访者"您觉得您的身体状况如何"，受访者可回答"非常不好""不好""一般""好""非常好"。分别将以上五种回答赋值为 1～5 分，分值越大，则表明受访者身体健康状况越好。

1.2.4　心理健康

个体的心理健康状况也是本书重点关注的被解释变量。参照任国强等（2016）、林淑贞和周泳宏（2019）、苏钟萍和张应良（2021）、顾等（Gu et al.，2020）以及张等（Zhang et al.，2022）的研究，本书基于 CFPS 问卷中的流调中心抑郁量表（Center for Epidemiologic Studies Depression，简称 CES - D 量表）得分来对个体的心理健康状况进行测度。CES - D 量表是由拉德洛夫（Radloff，1991）编制的。目前，CES - D 量表广泛应用于美国国家健康与营养调查（National Health and Nutrition Examination Survey，NHANES）、美国健康与退休研究（Health and Retirement Study，HRS）等大型调查中，是测量心理健康应用最广泛的量表之一。同时，国内外有大量学者基于 CES - D 量表开展了有关心理健康的相关研究，并形成了较好的研究成果（温兴祥，2018；林淑贞和周泳宏，2019；张芬和沈晨，2022；Kim and Ruhm，2012；McInerney et al.，2013；Marshall et al.，2014；Schwandt，2018；Zhang et al.，2022）。本书所使用的量表为 8 题的 CES - D 量表。CFPS 询问的 8 个问题分别为过去一周以来以下感受或行为的发生频率：（1）我感到情绪低落；（2）我觉得做任何事都很费劲；（3）我的睡眠不好；（4）我感到愉快；（5）我感到孤独；（6）我生活快乐；（7）我感到悲伤难过；（8）我觉得我无法继续我的生活。受访者可回答 a. 几乎没有（不到 1 天）；b. 有些时候（1~2 天）；c. 经常有（3~4 天）；d. 大多数时候有（5~7 天）。基于每个有关心理健康子问题的回答情况，即可得到个体心理健康状况得分，具体的转换方法和计算方式详见第 5 章。

1.3　研究内容和章节安排

1.3.1　研究内容

本书的研究目标是考察家庭绝对财富（家庭累积财富、财富冲击）及家庭相对财富（财富差距）对居民身体和心理健康的影响及作用机制。本书首先基于国内大型且有代表性的微观数据库 CFPS，刻画了我国居民健康状况以及家庭财富的现状及变动趋势。然后基于现有文献构建家庭财富影响居民健康的理论分析框架。其次，利用微观数据库考察了绝对财富以及相对财富对居民健康的影响，并实证检验其影响的作用机制。本书的主要研究内容有四点。

（1）我国居民健康和财富的现状分析。基于中国家庭追踪调查数据（CFPS）刻画了不同类型居民身体健康及心理健康的分布情况。同时，还对我国家庭财富水平的整体状况进行了详细分析。为进一步细致地分析个体健康状况及家庭财富水平特征，本书还考虑了城乡差异、地域差异、年龄差异以及不同受教育水平下个体健康状况和家庭财富的特征。

（2）家庭累积财富对居民健康的影响。在已有文献的基础上，通过归纳分析及演绎推导，本书构建了家庭累积财富对个体健康影响的理论分析框架。在实证部分基于多个大型微观数据库，使用双向固定效应模型以及两阶段最小二乘等微观计量模型对理论部分所得结论进行逐一检验，为理解家庭累积财富对居民身体健康以及心理健康的短期及中长期影响提供证据。此外，本书还使用 CHIP 数据细致地考察了家庭财富对流动人口健康的影响，为认识家庭财富对流动人口这一特殊群体健康的影响提供了可靠的经验证据。

（3）财富冲击对个体健康的影响。家庭绝对财富对居民健康影响的理论分析框架同样适用于财富冲击对居民健康的影响。在以上理论分析框架基础上，本书基于"房屋拆迁"以及"住房制度改革"这两个可能对家庭财富造成正向冲击的"准自然实验"，结合 CFPS 以及 CHNS 等代表性微观数据库，使用双重差分模型（difference in difference，DID）考察了正向的财富冲击对居民身体健康和心理健康的影响及作用机制，丰富了财富冲击对居民健康影响的相关研究。

（4）家庭相对财富对个体健康的影响。本书基于社会比较理论以及相对剥夺理论构建了家庭财富差距对居民健康的影响及作用机制。在此基础上基于大型且有代表性的微观数据库 CFPS 以及 CHFS，使用双向固定效应模型以及两阶段最小二乘等模型细致地考察了家庭财富差距对居民健康的影响及作用机制。

本书的逻辑框架如图 1 - 1 所示。

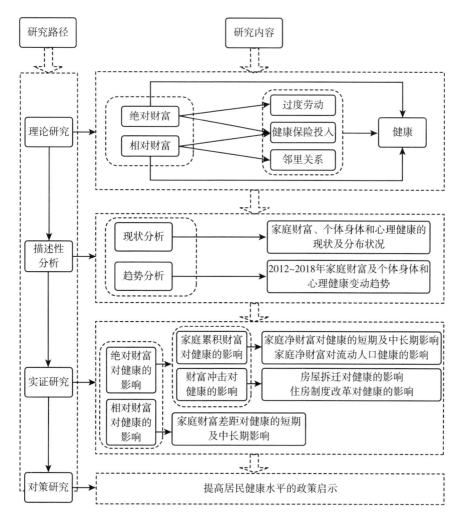

图 1-1　本书逻辑框架

1.3.2　章节安排

本书主要考察了家庭绝对财富（累积财富、财富冲击）及家庭相对财富（财富差距）对居民身体和心理健康的影响。本书具体研究内容安排如下：

第 1 章，绪论。本部分主要介绍本文的背景和选题的由来；对家庭财富、家庭财富差距、身体健康以及心理健康等关键变量进行定义；陈述全书的重点研究内容和研究思路；介绍文章的主要研究方法以及实证部分的数据来源；最后对本书的创新点以及不足之处进行归纳和总结。

第 2 章，文献综述。本章分别从绝对和相对收入对个体健康的影响、家庭财富以及财富差距对个体行为的影响、家庭累积财富对健康的影响、财富冲击对健康的影响以及财富差距对健康影响等相关研究进行详细的梳理和总结，并对已有文献做简要评述。

第 3 章，理论分析。借鉴格罗斯曼（Grossman，1972）以及加拉马和范（Galama and Van，2018）的研究，并基于社会比较理论以及相对剥夺理论构建了家庭绝对财富以及家庭财富差距影响居民健康的理论分析与研究假说。同时，本书参照陈永伟等（2014）以及洛克纳和蒙日—纳兰霍（Lochner and Monge – Naranjo，2012）的研究，还构建了家庭绝对财富影响居民健康保险投入的理论模型。同时，还厘清了家庭绝对财富通过抑制个体过度劳动进而影响其健康水平的理论机制。此外，本书还厘清了家庭相对财富通过影响居民健康保险投入以及邻里关系进而影响个体健康的理论机制。总体来看，本章从理论层面厘清了家庭绝对财富及相对财富对个体健康的影响及作用机制。

第 4 章，我国居民健康和财富的现状分析。本章主要基于中国家庭追踪调查数据（CFPS），对居民的健康状况、家庭的财富现状进行了分析和讨论。同时，不同地区、不同年龄和不同受教育程度个体健康状况以及不同类型家庭财富的差异也是本章关注的重点。

第 5 章，家庭绝对财富对居民健康的影响。本章首先基于 2010～2018 年 CFPS 数据考察了家庭累积财富对居民身体健康和心理健康的影响。考虑到可能存在的内生性问题，本章选取同一地区其余家庭财富的均值作为单个受访家庭所拥有财富的工具变量，并使用两阶段最小二乘（2SLS）重新考察家庭财富对居民身体及心理健康的影响。本章还进行了一系列稳健性检验以保证家庭财富对个体健康影响估计结果的稳健性。同时，由于财富对健康的影响可能并非线性，本书还考察了财富对健康影响的非线性效应。由于财富在不同群组间的分布存在差异，家庭财富对居民健康的影响可能存在异质性，本书进行了相应的异质性分析。此外，本书不仅考察了家庭财富的短期影响，还进一步检验了家庭财富对健康的中长期影响。最后，本书从实证层面厘清了家庭财富对居民健康影响的作用机制，为深刻理解家庭财富影响居民健康的路径提供了相应的经验证据。考虑到流动人口的特殊性，本书使用中国家庭收入调查数据（CHIP），进一步考察了家庭财富对流动人口健康的影响。

财富冲击对居民健康的影响也是本书第 5 章分析的重中之重。为识别家庭财富冲击对居民健康的影响，本章基于"房屋拆迁"以及"住房制度改革"这两个可能对家庭财富产生正向冲击的"准自然实验"，使用双重差分模型细致地考察了财富冲击对居民身体健康和心理健康的影响。本章首先对"房屋拆迁"和"住房制度改革"的背景进行了详细介绍。其次，使用双重差分模型考察了"房屋拆迁"以及"住房制度改革"对居民身体健康和心理健康的影响，较为准确地识别了"房屋拆迁"以及"住房制度改革"对居民健康影响的净效应。其中，"房屋拆迁"对居民健康影响的数据来源于 2012 ~ 2018 年中国家庭追踪调查数据（CFPS）。考察"住房制度改革"对居民健康影响的数据来源于中国健康和营养调查数据（CHNS）。考虑到可能存在的选择偏差，本章进一步使用倾向得分匹配—双重差分法（PSM – DID）重新估计"房屋拆迁"以及"住房制度改革"对居民健康的影响。同时，为保证估计结果的稳健性，本章还作了一系列稳健性检验和安慰剂检验。考虑到"房屋拆迁"及"住房制度改革"对个体健康的影响可能并非同质，本章还进行了异质性分析。最后，为厘清"房屋拆迁"及"住房制度改革"对个体健康影响的路径，本章还进行了作用机制检验。

第 6 章，家庭相对财富对居民健康的影响。本章从相对财富的视角，考察了家庭财富差距对居民身体和心理健康的影响。本章主要基于 2012 ~ 2018 年 CFPS 数据，使用双向固定效应模型、2SLS 等计量模型考察了家庭财富差距对个体身体和心理健康的影响。为保证估计结果的稳健性，本章还进行了一系列稳健性检验。此外，考虑到家庭财富差距对居民健康可能存在异质性影响，本章还进行了异质性分析。具体来看，本章考察了家庭财富差距对不同受教育程度、不同户籍、不同年龄以及不同财富个体身体和心理健康的影响。同时，本章不仅考察了家庭财富差距对个体健康的短期影响，还进一步分析了家庭财富差距对个体健康的中长期影响。最后，本章还验证了财富差距对居民身体和心理健康影响的作用机制。

第 7 章，研究结论、政策启示及研究展望。本章对全书的结论进行了总结，基于研究结论给出了相应的政策启示，并提出一些可能拓展的研究方向。

1.4 研究方法及研究框架

1.4.1 研究方法

本书以微观经济学及健康经济学相关理论为基础。采用定性分析与定量分析，理论与实证分析相结合的研究方法，使用 CFPS、CHNS、CHFS 以及 CHIP 等具有全国代表性的大型微观调查数据（由于医疗卫生财政支出、经济发展水平、数字普惠金融等可能会影响到家庭财富和个体健康，本书将个体的微观数据与省份层面的宏观数据进行匹配，控制住一些既可能影响家庭财富又可能影响个体健康的宏观因素），细致地考察了家庭累积财富、财富冲击及家庭财富差距对居民健康的影响，本书拟采用的研究方法如下：

1.4.1.1 文献研究法

笔者广泛查阅与研读国内外有关家庭财富、财富冲击、家庭财富差距、身体健康、心理健康、微观经济理论等相关文献，了解并总结与本章主题相关的研究进展，掌握主流的计量方法与理论模型。通过对国内外理论、实证与方法等文献的分析与对比研究，结合国内现有的微观调查数据确定本书的研究思路和具体内容。此外，比较可获得的微观数据与计量方法之间的匹配程度，根据数据结构选取相应的计量模型进行因果识别。

1.4.1.2 归纳分析与理论分析

在文献研究的基础上，通过归纳分析，构建本书的理论分析框架。

1.4.1.3 微观计量分析

计量分析的主要目的是厘清家庭绝对财富以及家庭相对财富和居民健康之间的因果关系，并厘清家庭财富对居民健康影响的作用机制。本书实证部分所有的统计分析均通过 STATA 进行完成。本书使用到的微观计量方法包括：多元线性回归模型（OLS）、双向固定效应模型、两阶段最小二乘（2SLS）、倾向得分匹配（PSM）、IV - Probit 模型、IV - Order - Probit 模型、双重差分模型、事件研究法、PSM - DID 等。

1.4.2 研究框架

图 1 - 2 为本书的研究框架：

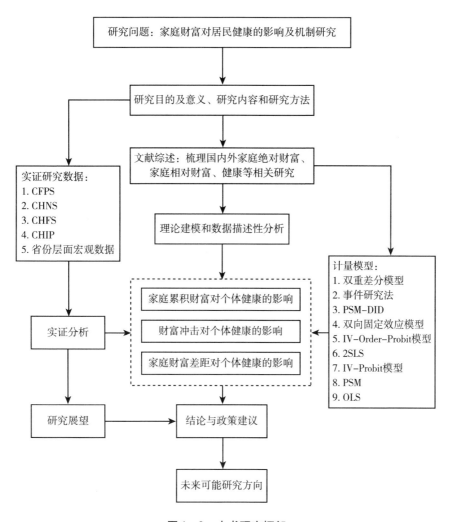

图 1 - 2 本书研究框架

1.5 研究数据

本书实证部分主要基于 CFPS、CHNS、CHFS 以及 CHIP 等大型微观数据考察家庭绝对财富和相对财富对居民健康的影响。此外，为缓解遗漏变量造成的测量误差，本书还控制了一些省份层面的宏观变量。本书使用的数据来源主要有 5 种。

第 1 种，CFPS 数据。本书在考察家庭绝对财富以及相对财富对居民健康的影响时均使用了 CFPS 数据。该数据主要来自北京大学中国社会科学调查中心（ISSS）实施的中国家庭追踪调查。北京大学中国社会科学调查中心在 2010 年正式启动了基线调查，目前能够公开获得 2010 年、2012 年、2014 年、2016 年以及 2018 年中国家庭追踪调查数据[①]。CFPS 是一项学术界比较公认且比较有全国代表性的社会追踪调查项目。其调查的对象不包含西藏自治区、新疆维吾尔自治区、内蒙古自治区、青海省、宁夏回族自治区，以及香港、澳门、台湾地区。该调查数据包含了广东省、甘肃省、河南省、辽宁省、北京市、天津市、河北省、山西省、吉林省、黑龙江省、上海市、江苏省、浙江省、安徽省、福建省、江西省、山东省、湖北省、湖南省、广西壮族自治区、重庆市、四川省、贵州省、云南省、陕西省以及海南省 26 个省（区、市），样本覆盖了我国大部分省份。

在抽样设计方面，考虑到中国社会背景的差异，CFPS 采用内隐分层（implicit stratification）方法进行三阶段抽样。第一阶段与第二阶段均基于官方的行政区划资料。第三阶段基于入选的样本村/居，并利用村级地图得到的末端抽样框，通过随机起点的等距抽样方式，抽取家户样本。在抽样内容方面，CFPS 对个体样本及其所在家庭开展终身追踪，反映了个人在生命周期内所经历的方方面面。问卷不仅询问了个体的健康状况（包括身体健康以及心理健康）、婚姻状况、性别、户籍、受教育程度、生理状况，还对家庭的金融资产、非金融资产、负债、家庭的规模以及家庭的经营状

[①] 由于 2020 年 CFPS 并未公布家庭的信息，所以本章并未使用 2020 年 CFPS 数据。

况等家庭层面的信息进行了详细的了解。CFPS 丰富的数据信息为本书考察家庭财富对居民健康的影响提供了很好的数据支持。

第 2 种，CHNS 数据。本书考察住房制度改革对居民健康影响时，使用了 CHNS 数据。该数据来源于北京疾病预防控制中心（Beijing center for diseases prevention and control，BCDC）、美国国家营养与健康研究所（former national institute of nutrition and food safety，NINH）以及北卡罗来纳大学教堂山分校（CNC - CH）联合开展的国际合作项目。截至 2022 年，能够公开获得 1989 年、1993 年、1997 年、2000 年、2004 年、2006 年、2009 年以及 2011 年 8 轮数据。1989 年收集的第一轮数据包含了江苏省、辽宁省、广西壮族自治区、贵州省、河南省、湖南省、湖北省、山东省 8 个省（区）的数据，1999 年的调查数据进一步加入了黑龙江省。2011 年的调查数据新增了上海市、重庆市、北京市三个特大城市。

在抽样方法层面，CHNS 基于多阶段分层随机整群抽样，抽取的样本既包括经济相对比较发达的城市，也包含了经济相对不发达的城市。同时，每个省份按照收入水平分层并基于一定的权重随机抽选 4 个县，从抽取的县中进一步抽取 3 个村落，每个村落抽取 20 个家户。在抽样内容方面，CHNS 对基线样本进行了追踪（对于一些由于迁移不愿意再接受调查的样本，CHNS 放弃了对这部分样本的追踪）。CHNS 可分为个人调查、住户调查、营养（膳食）调查、食物消费频率调查、体格测量及生物样品调查、社区调查、电话访问调查七大模块。问卷不仅询问了个体的性别、年龄、户籍、健康状况、时间使用、婚姻状况等个体信息，还涉及家庭的资产、住房情况等家庭层面的信息。CHNS 丰富以及可靠的纵向数据为本书考察住房制度改革对居民健康的影响提供了很好的数据支持。

第 3 种，CHFS 数据。本书在检验家庭绝对财富及家庭相对财富（财富差距）对居民健康影响的稳健性时，均用到了中国家庭金融调查数据（CHFS）。中国家庭金融调查数据是由西南财经大学中国家庭金融调查与研究中心进行抽样调查得到。该数据同 CFPS 数据一样，每两年调查一次。截至 2022 年底，能够公开申请到 2011 年、2013 年、2015 年、2017 年以及 2019 年的 CHFS 数据。CHFS 数据包含了上海市、云南省、北京市、内蒙古自治区、吉林省、天津市、四川省、宁夏回族自治区、安徽省、山西省、山东省、广东省、广西壮族自治区、江苏省、江西省、河南省、河北省、海南省、浙江省、湖南省、湖北省、福建省、甘肃省、贵州省、辽宁省、重庆市、青海省、陕西省、黑龙江省 29 个省（区、市）、367 个县（市、区）、1481 个社区、40000 多户家庭以及超过 120000 名个体。

在抽样方法上，西南财经大学金融研究中心采用了分层、三阶段与规模度量成比例（PPS）的抽样方法获得调查样本，通过实地走访并结合电话回访采集数据样本，对调查样本的质量进行了严格把控。综上可知，CHFS 具有很好的代表性。在调查内容方面，CHFS 包含了家庭金融资产、收入、消费、住房资产、社会保障与保险、人口统计学特征等相关信息。为本书检验家庭绝对财富以及家庭相对财富对居民健康的影响提供了很好的数据支持。

第 4 种，CHIP 数据。本书在第 5 章使用 2013 年中国家庭收入调查数据（CHIP）考察家庭累积财富对流动人口健康的影响。CHIP 数据来自中国居民收入分配课题组。目前，该课题组进行了六次入户调查，收集了 1988 年、1995 年、2002 年、2007 年、2013 年以及 2018 年的数据。但 CHIP 2018 年数据并未公开。此外，CHIP 1988 年以及 CHIP 1995 年并未单独对流动人口进行调查。尽管 CHIP 2007 年数据报告了城镇家庭财富的相关信息，但并未报告流动人口家庭财富的相关信息，仅 CHIP 2002 年以及 CHIP 2013 年数据报告了流动人口家庭财富状况。但由于 CHIP 2002 年对家庭财富的信息不如 2013 年齐全。因此，本书在考察家庭财富对流动人口健康影响时，只使用了 2013 年的 CHIP 数据。

CHIP 数据采用分层抽样对北京市、河北省、山西省、四川省、湖南省、福建省等东、中、西部不同省份进行了抽样调查，样本覆盖面广，有很好的代表性。从问卷调查内容来看，CHIP 数据不仅包含了流动人口性别、年龄、婚姻状况、身体健康等个体特征，还包含了家庭资产等家庭相关信息。CHIP 2013 年数据为本书考察家庭财富对流动人口健康的影响提供了较好的数据支持。

第 5 种，省级宏观数据。为缓解遗漏变量造成的测量偏误，本书在考察家庭绝对财富及相对财富对居民身体和心理健康影响时，还进一步匹配了省级层面的医疗卫生财政支出、经济发展水平以及数字普惠金融发展指数。其中，医疗卫生财政支出和经济发展水平数据来源于万德（Wind）数据库，数字普惠金融发展数据来自北京大学数字普惠金融研究中心公布的数字普惠金融指数。

1.6 | 研究的创新及不足

1.6.1　研究创新

与以往研究相比，本书的创新和贡献主要体现在以下几个方面：

在研究视角上，国内研究主要聚焦于收入以及收入差距对居民健康的影响（齐良书，2006；李实等，2011；任国强，2016；任国强，2017；任国强和黄云，2017；苏钟萍和张应良，2021）。与以往研究不同的是，本书从家庭财富的视角研究我国居民身体和心理健康的决定因素。家庭财富与居民健康的关系一直是研究的焦点，但以我国居民为研究对象的相关文献仍有待拓展。许和谢（Xu and Xie，2017）基于 CFPS 数据考察了家庭财富对居民身体健康的影响。尽管该研究较为细致地考察了财富对我国居民身体健康的影响。但其并未考察家庭财富对居民心理健康的影响，且该研究并未考虑财富与健康之间的内生性和作用机制，家庭财富对健康的中长期影响该研究也并未涉及。余丹等（2021）基于 2014 年 CFPS 数据使用有序 Probit 模型考察了家庭财富对居民身体健康的影响，尽管该研究尝试用工具变量来缓解内生性问题，但其并未分析家庭财富影响居民身体健康的作用机制和中长期影响，且家庭财富对个体心理健康的影响也并未涉及。综合来看，尽管国内已有研究考察绝对财富对个体身体健康的影响，但笔者尚未发现有研究考察财富对我国居民身体健康和心理健康的中长期影响。区别于以往研究，本书从理论和实证入手，从绝对财富和相对财富的视角，考察了家庭累积财富和财富差距对居民健康的短期及中长期影响。

在研究内容上，以往研究大部分仅考察了财富对健康的线性影响（Laaksonen et al.，2009；Hansen，2012；Jou et al.，2020；Ettman et al.，2020），少有研究考察财富对健康的非线性影响。本书不仅考察了家庭财富对居民身体和心理健康的线性影响，还考察了家庭财富对居民健康的非线性影响。考虑到流动人口的重要性及特殊性，本书的研究细致地考察了家庭财富对流动人口健康的影响，为认识家庭财富对流动人口这一特殊群体健康的影响提供了启示。最后，本书的研究不仅揭示了家庭财富与个体健康的因果关系，还进一步分析了家庭财富对不同个体健康影响的异质性，有助于个体和政府认识家庭绝对财富和相对财富对健康影响的异质性。

本书的研究丰富了有关财富冲击对居民健康影响的相关研究。尽管已有大量研究基于彩票中奖、股市繁荣、金融危机、遗产税等可能对家庭财富产生外生冲击的"准自然实验"，考察了财富冲击和居民健康的因果关系（Frijters，2005；Snyder and Evans，2006；Van and Galama，2014；Apouey and Clark，2015；Erixson，2017；Schwandt，2018；Lindqvist et al.，2020）。然而，国内考察财富冲击对居民健康影响的文献则相对较少。事实上，部分学者基于中国数据考察了房屋拆迁以及住房制度改革对居民经济行为的影响。例如，李和肖（Li and Xiao，2019）基于 CFPS 数据考察了房屋拆迁对个体劳动力供给的影响。李和肖（Li and Xiao，2020）考察了房屋拆迁对儿童教育人力资本的影响，但其并未考察房屋拆迁对个体健康的影响。尹志超和甘犁（2010）基于 CHNS 数据考察了住房制度改革对家庭消费的影响。王（Wang，2012）基于住房制度改革这一"准自然实验"，使用双重差分模型检验了住房制度改革对我国城镇居民创业的影响。王慧娟（2009）基于南京 QQ 村现实案例，探讨了拆迁对中老年人生活的影响，碍于数据可得性，该研究并未进行实证分析。关于拆迁对农户心理及行为的影响，也有研究进行过简单的探讨。例如，司美玉等（2015）通过案例分析探讨了房屋拆迁对农民欣喜、迷茫、敌对以及恐惧等心理和行为的影响。然而，碍于数据可得性，该研究仅进行了案例分析，有关房屋拆迁对居民身体和心理健康影响的净效应并未深入探讨。目前，笔者尚未发现有研究基于"房屋拆迁"以及"住房制度改革"这两个可能对家庭财富产生正向冲击的"准自然实验"，考察财富冲击对居民健康的影响。本书基于"房屋拆迁"以及"住房制度改革"这两个"准自然实验"，使用双重差分模型，较为准确地识别了财富冲击对居民健康影响的净效应，为认识财富冲击对居民健康的影响提供了理论和经验证据，丰富了财富冲击对个体健康影响相关文献，这也是本书最主要的创新点之一。

本书的研究在理论上也有创新。以往研究大部分并未厘清财富对居民健康影响的理论机制（Meer et al.，2003；Park et al.，2009；Hajat et al.，2011；Erixson，2017；Schwandt，2018；Ettman，2020）。考虑了家庭财富对居民健康影响及作用机制的文献一般仅从物质投入（Chalasani and Rutstein，2014）、时间投入（Fichera and Gathergood，2016）以及一些健康行为（Hajat et al.，2010；Yilmazer et al.，2015）的角度进行分析和考察。本书在厘清家庭财富对居民健康影响的理论机制时，既考虑了家庭财富对健康的物质投资还考虑了财富对个体劳动力市场供给行为的影响。参照洛克纳和蒙日—纳兰霍（Lochner and Monge – Naranjo，2012）构建的教育投资模型以及陈永伟等（2014）构建的住房财富对家庭教育投资影响的理论模型，本书构建了家庭财富对居民健康保险投入的理论模型。与洛克纳和蒙日—纳兰霍（Lochner and Monge – Naranjo，2012）以及陈永伟等（2014）研究不同的是，本书的财富不仅包含家庭房产财富，还包含了更广义的财富（包括现金、金融资产、房产财富等）。同时，陈永伟等（2014）、洛克纳和蒙日—纳兰霍（Lochner and Monge – Naranjo，2012）分析的是财富对教育人力资本投资的影响，而本书分析的是财富对健康投入的影响。此外，本书从个体劳动力供给的角度出发，从理论层面厘清了家庭财富通过影响个体过度劳动进而影响其健康的机制，为认识家庭财富影响健康的路径提供了新的思路和证据。最后，本书的理论创新还体现在从物质投入以及社区关系的角度出发，在理论和实证层面厘清了家庭财富差距通过影响居民健康保险投入和邻里关系进而影响健康的机制，为认识财富差距影响居民健康的理论机制提供了新思路、新视角。

1.6.2 研究不足

首先，在数据以及指标度量方面。本书估算家庭财富及财富差距是基于微观调研数据。但由于微观数据调查的限制，无法有效地覆盖财富处于金字塔顶端的人群。这是由于高财富家庭相对更高的时间成本，并且这部分群体对自身财富的隐私性更为重视，甚至于其居住环境可能有更强的封闭性，这些都会降低调研数据中覆盖高财富人群的可能性。同时，出于隐私考虑，受访的高财富人群也不一定会报告家庭真实的财富状况。因此，本书的研究可能低估家庭的财富状况和财富差距。这也是既有文献对该问题研究的短板。期待日后的微观调查数据能够对财富处于金字塔顶端家庭信息的有效覆盖。

其次，尽管本书在实证部分通过统计方法验证了工具变量的有效性，但本文的工具变量并非完全外生，未来的研究可尝试寻找更为外生的工具变量进行因果识别。同时，以往研究考察了金融危机（McInerney et al.，2013）、房价下跌（Yilmazer et al.，2015）、经济衰退（Currie，2015）、股市下跌（Schwandt，2018）等负向的财富冲击对个体健康的影响。然而，由于房屋拆迁以及住房制度改革给居民带来的财富冲击均是正向的。本书的研究并未考察负向的财富冲击对居民健康的影响。未来的研究可考察负向的外生冲击对居民健康的影响。

最后，个体的身体健康可能会影响个体心理健康，而心理健康也可能反过来影响个体身体健康，未来的研究可尝试使用结构模型来估计，以缓解身体和心理健康的相互影响造成的估计偏误。

文献综述

改革开放以来，我国经济和房地产市场都经历了持续的高速增长。在此宏观经济持续向好的大背景之下，我国居民的收入和财富也经历了一个高速增长和积累的过程。家庭人均财富的增长，一方面来源于收入的不断增加，另一方面则得益于财产价值尤其是房产价值的提高。鉴于收入是财富的重要组成部分，而收入差距和家庭财富差距又存在较高的相关性，本章首先梳理了绝对和相对收入对个体健康影响的相关研究。随着我国居民财富水平的不断提升，以及大量有关财富信息的微观数据库免费开放，大量学者考察了家庭财富对个体的影响效应。本章重点梳理了家庭财富对居民金融行为和劳动力供给影响的相关文献以及家庭财富对居民健康影响的相关文献。其中，家庭财富对居民健康影响的相关研究是本章文献梳理的重中之重。在梳理家庭财富对个体健康影响的相关文献时，本章又分别整理了家庭绝对财富（累积财富、财富冲击）以及家庭相对财富（财富差距）对个体健康的影响，并在此基础上提出本章可能的创新点及贡献。

2.1 绝对和相对收入对个体健康影响相关研究

鉴于收入是家庭财富的重要来源之一，且收入差距与本章的财富差距也比较相关。因此，本章在此小节重点梳理了绝对收入以及相对收入对个体健康的影响。

　　绝对收入假说以及相对收入假说是收入影响健康的两个比较重要且被大多数人接受和认可的假说。绝对收入假说理论认为，收入会对个体健康产生正向影响，但随着个体收入的提高，收入对个体健康的改善幅度则会缩小，也即存在"凹陷效应"（Preston，1975）。相对收入假说理论则认为居民的健康状况不仅会受到绝对收入的影响，相对收入也至关重要。个体在进行健康投资或寻求医疗服务时，往往离不开收入的支持。大量理论和实证的研究均表明，绝对收入的提高会对个体健康有显著正向影响（Grossman，1972；Preston，1975；Marmot，2002）。例如，莫托（Marmot，2002）研究表明，收入能通过影响个体的物质供给以及社会参与进而影响其健康状况。尽管大量的理论均表明收入可能会对个体健康有显著正向影响，但也有部分研究发现收入不会显著影响个体健康。譬如，萨琳等（Sareen et al.，2011）的研究表明收入并不会直接影响个体健康。此外，甚至有研究认为收入可能会对个体健康产生负向影响（Subramanyam et al.，2009）。尽管收入与健康之间的因果关系存在较大争议，但这并不意味着收入不会对个体健康产生影响。除直接效应外，收入还可能会间接影响个体的健康，而相对收入则是以往研究比较公认的一条路径（任国强等，2017）。相对收入则有多种表现形式，如相对剥夺（任国强等，2017）、收入排名（Subramanyam et al.，2009）等。

　　随着各国收入不平等的加剧，大量研究考察了个体相对收入对个体健康的影响，而并非局限于绝对收入。但相对收入对健康的影响效应尚未有统一结论，大部分研究均支持收入差距会对个体健康有显著正向影响。收入不平等假说认为，物质以及心理途径是收入差距影响个体健康的机制，若控制了绝对收入，生活在不平等程度更高的地区个体的健康水平往往更差（Pickett and Wilkinson，2015）。威尔金森和皮凯蒂（Wilkinson and Pickett，2006）分析了168篇有关相对收入对健康影响的文献发现，基于宏观数据考察收入不平等对健康影响的文献，大概接近70%的结论都支持收入不平等会对健康造成负向影响。事实上，并非所有研究均支持收入差距会对个体健康有负向影响这一结论。例如，林奇等（Lynch et al.，2004）研究表明收入差距的扩大不仅不会对个体健康产生负向影响，反而会对个体健康有显著的正向促进作用。碍于数据可得性，早期考察收入不平等对健康影响的文献主要基于宏观数据。例如，罗杰斯（Rodgers，1979）基于 56 个发达国家与非发达国家的国别层面数据，研究发现，收入不平等会对个体健康产生显著负向影响。王怀明等（2011）以死亡率作为健康的代理变量，考察了收入差距对健康的影响，研究发现城乡收入差距以及农村内部的收入差距均会影响居民健康状况。赵建国和陈亮（2018）使用基尼系数作为收入差距的代理变量，预期寿命作为健康的代理变量，基于宏观数据考察了收入不平等对个体健康的影响，其研究结论也表明收入差距会对健康有显著负向影响。

由于宏观数据可能存在总体性偏误，并且各国涉及收入的微观数据库也不断丰富，在 20 世纪 90 年代中期之后，有关收入不平等对居民健康影响的文献逐渐由宏观转向微观。例如，周彬和齐亚强（2012）基于 CGSS 微观数据研究发现收入不平等对个体健康有显著负向影响。周广肃等（2014）使用 2010 年和 2012 年 CFPS 数据，考察了收入差距对个体健康的影响，该研究的结论也表明收入差距会对个体健康有显著负向影响，且该研究发现社会资本能减轻收入差距对个体健康带来的负向影响。由于严重的不平等会给底层群体带来相对剥夺感，微观层面也有从相对剥夺的视角来考察收入不平等对个体健康的影响。例如，英格威等（Yngwe et al.，2003）利用瑞典的调查数据研究发现，相对剥夺对个体自评健康有显著负向影响。除身体健康外，也有研究发现相对剥夺会对个体心理健康产生显著负向影响（Cuesta and Budría，2015）。国内也有大量研究考察相对剥夺对个体健康的影响。例如，温兴祥（2018）考察了相对剥夺对中老年人心理健康的影响，研究发现相对剥夺会对个体健康造成负向影响。任国强等（2016）基于 CGSS 数据的研究表明，收入剥夺会对我国城乡居民的健康产生显著负向影响。苏钟萍和张应良（2021）的研究表明，主观相对剥夺不仅会影响个体身体健康还会对个体心理健康产生负向影响。整体来看，基于微观数据库考察不平等对健康的影响可能是未来的趋势。因此，本章的研究也是借助 CFPS、CHFS、CHNS 以及 CHIP 等大型微观数据库考察了家庭绝对财富和相对财富对个体健康的影响和作用机制。

2.2 家庭绝对和相对财富对个体行为影响相关研究

2.2.1 家庭绝对财富对个体金融行为影响相关研究

以往关于财富影响的相关研究往往基于一些微观调查数据库。很多发达国家已经形成了较为成熟的调查系统，能够提供本国居民所在家庭详细的财富数据。例如，美国收入动态面板调查数据（panel study of income dynamics，PSID）、美国消费者金融调查（survey of consumer finances，SCF）、美国健康与退休调查数据（health and retirement study，HRS）、英国家庭动态追踪调查（British household panel survey，BHPS）以及英国家庭消费调查数据（family expenditure survey，FES）等。国外学者基于这些微观调查数据库较早地考察了财富对个体金融行为的影响。例如，恩格尔哈特（Engelhardt，1996）采用收入动态面板数据，考察了房产财富对消费的影响，该研究表明房产财富的下降会降低居民消费。坎贝尔和可可（Campbell and Cocco，2007）基于英国家庭消费调查数据研究发现，房价上涨能增加家庭财富感知进而刺激消费。此外，还有一些研究考察了财富对教育投资、投资组合、风险偏好、保险购买、股市参与等金融行为的影响（Becker and Tomes，1979；King and Leape，1998；Brunnermeier and Nagel，2008；Bernard et al.，2009；Chetty et al.，2017）。

相较于国外研究而言，国内考察家庭财富对个体金融行为影响的研究起步较晚。这是由于中国微观数据库的建立滞后于国外。国内一些比较有代表性的微观数据库包括北京师范大学的中国家庭收入调查（CHIP）、北卡罗来纳大学人口研究中心和美国国家营养与食物安全研究所以及中国疾病与预防控制中心联合进行的中国健康与营养调查（CHNS）、北京大学中国社会科学调查中心实施的中国家庭追踪调查（CFPS）、西南财经大学中国家庭金融调查与研究中心实施的中国家庭金融调查（CHFS）以及中国人民大学中国调查与数据中心实施的中国综合社会调查（CGSS）等。

当微观数据库逐渐丰富和完善以后，国内学者基于大型微观调研数据，形成了大量家庭财富对个体金融行为影响的相关研究。由于不同资产的流动性存在差异，不同的资产或财富对个体的影响存在异质性（Pissarides，1978）。以往研究将财富细分为房产财富和金融财富，分别考察了二者对个体金融行为的影响。例如，黄静和屠梅曾（2009）基于中国健康与营养调查，通过实证分析考察了房产财富对居民消费的影响，研究表明房产财富对居民消费有显著的促进作用。杨耀武和杨澄宇（2019）不仅从实证层面和理论层面剖析了房产财富对消费的影响，并进一步考察了金融财富对消费的影响。陈永伟等（2015）利用 2011 年中国家庭金融调查数据，考察了住房财富对家庭金融市场参与及家庭资产配置的影响。该研究表明，住房财富不仅能提高家庭金融市场参与概率，还会提高风险资产持有比例。梁爽等（2014）基于北京大学国家发展研究院"北大—花旗中国农户家庭金融抽样调查"数据，考察了财富对融资能力的影响，该研究表明初始财富会提高个体从正规渠道融资的能力，进而缓解融资约束。孔等（Kong et al.，2021）利用 2010～2014 年 CFPS 数据研究发现，未预期到的财富增加将促进家庭参与股市。

家庭财富对个体经济行为的影响并非总是线性，也可能存在非线性的影响。陈永伟等（2014）基于 2010 年 CFPS 数据，考察了家庭房产财富对家庭教育支出的影响，该研究发现住房财富与家庭教育支出呈现出一种"S"形的关系，即家庭房产财富位于样本分布较为适中的位置才会对教育支出产生显著影响，而房产财富过高或过低的那部分样本，房产财富都不会对教育投资产生显著影响。此外，也有一些研究采用自己调研的小型微观数据分析了财富对金融行为的影响。例如，孟颖颖和韩俊强（2011）基于武汉市调研数据，研究发现农民工对保险的需求随着其财富水平的增加而显著提高。也有研究并未使用微观调研数据，而是使用实验经济学方法，考察了财富约束对融资行为的影响（李建标等，2016）。

2.2.2 家庭绝对财富对劳动力供给的影响

大量国内外研究表明，财富对劳动力供给会产生负向影响。也即，财富对个体劳动力供给可能会产生明显的挤出效应。譬如，史密斯（Smith，

1975）较早地考察了资产与劳动供给的关系，对于生命周期模型中的若干理论缺陷提出了质疑和补充。随后人们对于家庭财富的增加对于劳动供给的影响给予了持续关注。多林和霍斯伍德（Doling and Horsewood，2003）基于欧洲国家层面的宏观数据，研究发现，房产价值的提高会影响到居民劳动力供给。为了更加细致地探讨财富对个体劳动力供给的影响，大量学者基于微观数据库对个体在劳动力市场相关行为进行仔细分析和深入探讨（Chandler and Disney，2014；Ondrich and Falevich，2016；Disney and Gathergood，2018；Begley and Chan，2018）。其中，钱德勒和迪士尼（Chandler and Disney，2014）利用英国家庭动态追踪调查数据（BHPS）考察了房价变动对个体劳动力供给的影响，该研究发现，不同类型家户的劳动供给对于房价变动的影响存在差异，财富效应、借贷限制、预防性储蓄等原因都是解释这些影响和差异的机制。翁德里奇和法列维奇（Ondrich and Falevich，2016）基于美国健康与退休调查数据研究发现，住房财富的增加降低了老年人的劳动参与率。此外，国内也有大量学者考察了财富对劳动力供给的影响。例如，梁银鹤等（2019）利用 2010 ~ 2016 年 CFPS 面板数据，不仅从实证的角度考察了家庭房产财富对个体劳动力供给的影响，还从理论上厘清了家庭房产价值和劳动力供给之间的因果关系。刘华等（2020）基于 2013 年中国健康与养老追踪调查数据，利用 Probit 模型和 Tobit 模型考察了住房财富对中老年人劳动力供给的影响。该研究表明，家庭住房财富的提高对中老年人劳动力供给有明显的挤出作用，而遗赠动机则会缓解住房财富对中老年人劳动力供给的影响。

为更好地解决财富与劳动力供给之间存在的内生性问题，以往研究又基于财富外生冲击的视角，考察了家庭财富对劳动力供给的影响。例如，伊本斯等（Imbens et al.，2001）、切萨里尼等（Cesarini et al.，2017）将彩票中奖作为外生冲击引入劳动力供给模型，发现未预期到的财富冲击对于劳动供给变化有很强的解释力。李等（Li et al.，2020）基于中国住房制度改革这一冲击，使用断点回归（以 90 平方米住房面积作为断点）考察了住房财富对劳动力供给的影响，该研究发现预期以外的财富增加能有效减少个体劳动供给。李和肖（Li and Xiao，2020）基于 CFPS 数据研究发现房屋拆迁会显著减少个体劳动力供给。除了一些"彩票中奖""住房政策改革"以及"房屋拆迁"等对财富产生外生冲击的事件，也有研究基于田野实验考察了财富对劳动力供给的影响。例如，安布勒和戈德尔顿（Ambler and Godlonton，2021）基于马拉维的一项实地实验，在控制其他因素不变的情况下，考察了非预期的财富对劳动力供给的影响，该研究表明非预期的财富增长会减少个体劳动力供给。然而，碍于实验成本的原因，此类研究相对较少。总体来看，大量的研究均表明，家庭财富对个体劳动力供给有显著负向影响。

2.2.3　家庭绝对财富对个体其他行为的影响

人的衣食住行均离不开财富。因此，家庭财富对个体行为有深远影响。除了个体的金融行为以及劳动力供给外，家庭财富还会影响个体的教育成就、退休决策、创业选择、幸福感等（盖庆恩等，2013；刘宏等，2013；Evans and Jovanovic，1989；Filmer and Pritchett，1999；Blanchflower，2000；Hurst and Lusardi，2004；Bloemen，2011；Wang，2012；Blattman et al.，2014；Li and Wu，2014；Bleakley and Ferrie，2016）。例如，菲尔默和普里切特（Filmer and Pritchett，1999）考察了 35 个国家财富对入学率和教育成就的影响，研究表明财富对入学率和教育成就有显著正向影响。布罗门（Bloemen，2011）基于荷兰的数据研究发现，私人财富是个体退休决策的重要决定因素，其对退休率和个体的提前退休有显著正向影响。埃文斯和约万诺维奇（Evans and Jovanovic，1989）基于静态模型，研究发现财富对创业有正向影响。盖庆恩等（2013）、赫斯特和卢萨尔迪（Hurst and Lusardi，2004）研究发现，财富和创业并非存在简单的线性关系，而是存在非线性关系。

考虑到财富和个体行为存在较为严重的内生性问题，王（Wang，2012）基于我国 20 世纪 90 年代国企住房改革这一"准自然实验"，使用双重差分模型检验了住房制度改革对我国城镇居民创业行为的影响，该研究发现，住房制度改革缓解了家庭的融资约束，进而有效促进城镇居民创业。除了对创业的影响外，也有研究考察了财富冲击对个体其他行为的影响。例如，尹志超和甘犁（2010）基于 CHNS 数据，采用 Probit 模型、固定效应模型等方法考察了住房制度改革对家庭耐用品消费的影响。周京奎和黄征学（2014）基于 CHNS 数据，采用 Probit 模型估计了住房制度改革对居民创业的短期及长期影响。该研究表明，住房制度改革主要通过降低流动性约束，进而提高个体创业的概率，且住房制度改革对居民创业不仅短期内存在影响，还存在明显的长期效应。李楠和甄茂生（2015）利用浙江松阳县的分家契约文书，考察了"分家析产"这一可能对财富产生冲击的事件与生育行为的因果关系。该研究发现，出生次序相对靠前的儿子，由于可以依赖于大家庭的财富养育子女，容易出现"搭便车"的行为，进而生育更多的子女。而在家庭分家时，还未到生育年龄的儿子，由于在分家后会面临财富的约束，进而会抑制其生育水平。但碍于数据的约束，国内从财富冲击的视角考察其对个体行为影响的文献并不多见，还有待拓展。

综上可知，家庭的财富可能会影响个体的金融行为、劳动力供给等方方面面。事实上，财富对这些行为的影响可能会进一步影响居民身体和心理健康。当前，国内外有关财富对健康影响的研究现状究竟如何，本章在下一小节进行了细致的分析和讨论。

2.2.4　家庭相对财富对个体行为影响相关研究

国内外学者已经对收入差距和财富差距问题进行了广泛关注。多年来，相关研究主要聚焦于收入差距等方面，以往研究对收入差距的测度、形成机制、治理政策进行了诸多探讨，而对财富差距的研究相对缺乏，尚处于起步阶段。这一方面是因为收入不平等的重要性；另一方面则是由于居民收入数据要比财富数据更容易获得，可以进行更好的测算。随着国内一些大型微观调查的实施，为考察财富差距对个体及经济影响的经验研究提供了丰富的原材料。同时，一些行政数据以及非调查数据也为微观调查数据财富净值较高群体样本缺失提供了有力补充。此外，国内外财富不平等研究方法的进步，使得财富不平等的定量研究成为可能。

由于家庭财富数据获取更为便捷及研究方法的进步，近年来考察财富差距的相关研究逐渐增多。这些研究大多关注财富差距测度（李实等，2005；李家山等，2021；陈怡等，2021；孙三百等，2022；Keister and

Moller，2000；Fagereng et al.，2016）、财富差距的成因（陈彦斌和邱哲圣，2011；陈彦斌等，2013；韩文龙和陈航，2018；蔡诚和杨澄宇，2018；杜两省和程博文，2020；Henley，1998；Meng et al.，2007；Bastagli and Hills，2012；Kuhn et al.，2020；Madsen et al.，2021；Mattauch et al.，2022；李实等，2000）、财富差距对其他经济结果影响的研究（李实，2015；王晓娟和石智雷，2022）。除数据的可得性以及与财富相关领域研究方法的进步，关注财富不平等的另一个原因是，财富差距远大于收入差距（易行健等，2021），且财富不平等比收入不平等更具有"滚雪球"效应。对于持有不同初始财富并有相同回报率的两个个体而言，除非有其他外部因素的影响，刚开始更加富裕的个体在未来将比另外的个体更加富有（Scheve and Stasavage，2017）。由于财富差距的测度本书已经在第 1 章进行了交代，而财富差距的成因并不是本章所关注的重点。因此，本章在此小节主要梳理家庭财富差距对个体影响的相关研究。

有关财富差距对个体的影响效应，以往研究比较关注的一个方面便是教育。教育是人力资本的重要组成部分，是经济增长的引擎，揭示财富差距与教育的关系尤为重要。麦肯奇（McKenzie，2005）研究发现，财富不平等与墨西哥各州的青少年入学率存在显著的负相关关系。同样基于墨西哥的数据，埃斯波西托和维拉斯诺（Esposito and Villaseñor，2018）研究发现，生活在墨西哥财富不平等程度较高城市的儿童其入学率更低。除教育以外，也有研究关注了财富差距对女性劳动参与的影响。例如，阿扎维和拉斯尼（AlAzzawi and Hlasny，2019）对埃及、约旦以及突尼斯的一项有关资产不平等对妇女劳动参与影响的研究表明，财富不平等对女性劳动参与有显著负向影响。事实上，财富差距不仅能对个体产生直接影响，还可能通过影响个体配偶的行为，对个体造成间接影响。例如，克贝德等（Kebede et al.，2021）分析了来自 20 个中低收入国家的 187716 名年龄在 10 ~ 59 岁的女性样本，采用基尼系数来度量财富不平等，利用无序 Logistic 模型考察了财富不平等对配偶是否进行家庭暴力的影响。该研究发现，财富不平等对家庭暴力的发生有显著正向影响。丈夫的家暴行为，对于父母及其后代的身体以及心理健康会造成比较严重且持续的负面影响。此外，也有文献考察财富差距对就业、借贷行为、消费等个体行为的影响（Baland and Ray，1991；伍再华等，2017；马万超和李辉，2017）。总体来看，相较于财富对个体影响的文献而言，考察财富差距对个体影响的文献相对较少。

2.3 家庭绝对和相对财富对居民健康影响相关研究

2.3.1 家庭累积财富对居民健康的影响

大量研究表明，家庭财富会对健康产生正向影响（McInerney et al.，2013；Yilmazer et al.，2015；Fichera and Gathergood，2016；Ettman et al.，2020）。例如，麦金纳尼等（McInerney et al.，2013）研究发现，财富水平的下降会对个体心理健康产生显著影响，但其并未探究财富水平下降影响健康的机制。耶尔马泽等（Yilmazer et al.，2015）不仅考察了家庭财富对健康的影响，并进一步考察了其背后的机制，该研究表明，压力以及与健康相关的一些行为（如有关健康的消费）是家庭财富影响个体健康的机制。此外，埃特曼等（Ettman et al.，2020）研究发现，家庭财富会对个体健康产生显著正向影响。但也有部分研究认为财富不会影响居民健康（Östling et al.，2020；Lindqvist et al.，2020）。因此，有关财富对居民健康的影响并未得出统一定论。但大部分研究均支持家庭财富会对个体健康产生显著正向影响。

由于截面数据的获取相对容易，且截面数据的处理相对简单，部分研究使用截面数据分析了财富对健康的影响（Pollack et al.，2007；Park et al.，2009；Braveman et al.，2011；Kumar et al.，2016；Ettman et al.，2020）。例如，库马尔等（Kumar et al.，2016）基于全球老龄化与成人健康研究（study on global ageing and adult health，SAGE）数据，研究发现家庭财富会对个体健康产生正向影响。埃特曼等（Ettman et al.，2020）基于美国健康与营养调查（national health and nutrition examination survey，NHANES）数据考察了家庭财富对个体心理健康的影响，该研究表明，家庭财富与个体心理健康存在显著的正相关关系。然而截面数据只能粗略地检验财富水平较高的个体健康状况是否更好，很难考虑到个体的异质性。而个体的性格、智商或者基因差异等异质性可能会混淆财富对健康的影响。同时，截面数据也很难解释个体在生命周期内财富不平等变动的趋势（Brown，2016）。因此，通过截面数据得到的可能只是财富和健康的相关关系，其很难识别出家庭财富和健康之间的因果关系。

由于截面数据只包含了个体单期的信息，而面板数据涵盖了个体不同时期的信息。因此，相较于截面数据，在使用面板数据来估计变量之间的因果关系时更有优势。例如，在使用面板数据考察家庭财富对个体健康的影响时，使用固定效应模型能够很好地控制住性别、户籍、地域等很多不随时间变化的个体效应。考虑到截面数据的局限性以及面板数据的优势，大量研究采用面板数据来考察财富对个体健康的影响（Meer et al.，2003；Michaud and Van，2008；Shuey and Willson，2008；Hajat et al.，2010；Hajat et al.，2011）。例如，米尔等（Meer et al.，2003）基于美国四期的PSID 数据，考察了家庭财富对个体身体健康的影响，该研究表明，家庭财富对个体身体健康有显著正向影响。哈贾特等（Hajat et al.，2011）的研究也发现，更加富裕的个体其自评健康更高。许和谢（Xu and Xie，2017）基于 2010 年和 2012 年 CFPS 数据研究表明，家庭财富能显著提高个体身体健康。

尽管在使用面板数据时，使用固定效应模型能控制住个体或地域层面一些不随时间变化的干扰。然而，不仅家庭财富可能会影响个体的健康，身体健康的个体可能工作时间多于不健康的个体，进而积累更多财富，反过来也可能影响到家庭财富积累（Wu，2003）。也即，家庭财富和个体健康存在明显的互为因果关系，进而产生内生性问题，很难得到家庭财富对个体健康影响的净效应（Smith，1999；Meer et al.，2003）。即使是面板数据，也很难解决互为因果所带来的内生性问题。而采用随机实验能够有效解决这一问题，使得估计结果更加准确和令人信服。但由于随机实验成本高、周期长以及各种条件限制，目前少有研究基于随机试验，考察家庭财富对健康的影响。部分研究通过选取财富的工具变量，使用两阶段最小二乘（2SLS）来缓解内生性问题。例如，米尔等（Meer et al.，2003）选取家庭在 5 年内是否收到过价值 10000 美元以上的大额礼金或遗产作为家庭财富的工具变量，使用两阶段最小二乘考察家庭财富对个体健康的影响。然而该识别策略可能存在两个问题。第一，遗产的继承可能并非随机，其可能与未观测到的可能影响健康的一些遗漏因素相关。第二，人们可能事先能预料到会继承遗产，从而会对估计结果有效性及可信度造成影响。譬如，如果继承人预期将要继承遗产而调整自己的健康行为或生活方式，则可能会低估家庭财富对健康的影响。也即，工具变量的外生性很难满足。

2.3.2　财富冲击对居民健康的影响

由于随机实验成本高且实施复杂，采用工具变量法又很难找到一个完全外生的工具变量。因此，部分研究基于一些可能对家庭财富产生冲击的外生事件，来考察财富冲击对居民健康的影响。例如，大量研究基于彩票中奖这一可能对家庭财富产生正向冲击的"准自然实验"考察了财富冲击对居民健康或健康行为的影响。例如，范和加拉马（Van and Galama，2014）研究发现，彩票中奖带来的正向财富冲击会影响到居民吸烟、酗酒、体育锻炼等健康行为。林达尔（Lindahl，2005）、加德纳和奥斯瓦尔德（Gardner and Oswald，2007）、阿普伊和克拉克（Apouey and Clark，2015）研究发现，彩票中奖对健康有显著正向影响。加德纳和奥斯瓦尔德（Gardner and Oswald，2007）基于英国随机抽样的面板数据考察了彩票中奖对个体心理健康的短期影响。同样基于英国的数据，阿普伊和克拉克（Apouey and Clark，2015）不仅考察了彩票中奖对个体心理健康的影响，还考察了彩票中奖对个体身体健康以及健康行为的短期影响，该研究发现，彩票中奖对个体身体健康没有显著影响，但能显著提高中奖者心理健康。林达尔（Lindahl，2005）不仅考察了彩票中奖带来的财富冲击对个体心理健康的短期影响，该研究还发现彩票中奖对个体心理健康有显著长期影响。

与以上研究不同的是，拉施克（Raschke，2019）基于德国的数据研究发现，彩票中奖对受过高等教育或金融知识水平较高的个体心理健康没有显著影响。更为重要的是，该研究还发现，对受教育程度较低、金融知识水平低下的个体而言，彩票中奖不仅没有提高他们的心理健康，反而还增加了这部分群体的心理负担与焦虑程度，进而对其心理健康造成显著负向影响。此外，奥斯特林（Östling et al.，2020）基于瑞典的研究数据发现，彩票中奖带来的外生财富冲击对居民健康没有显著影响。林奎斯特等（Lindqvist et al.，2020）基于瑞典统计局的调查数据，不仅考察了彩票中奖对个体心理健康的影响，还考察了其对生活满意度、幸福感、财务生活满意度的影响。该研究发现彩票带来的财富冲击能提高个体的财务生活满意度及生活满意度，但并不能提高个体的心理健康。一种可能的解释是，在德国和瑞典等西欧国家，他们的社会保障比较强大，收入的额外增加很难对健康产生显著影响。

事实上，除彩票中奖外，基于其他财富外生冲击的视角，考察财富对健康影响的文献也很常见。埃里克森（Erixson，2017）基于瑞典废除遗产税这一可能对家庭财富产生显著正向冲击的"准自然实验"，考察了财富的外生变化对居民健康的影响。贝尔德等（Baird et al.，2013）基于马拉维的一项现金转移的随机实验，考察了不可预期的收入增加对个体心理健康的影响，该研究表明额外的收入增加会对个体心理健康产生显著正向影响。豪斯霍费尔和夏皮罗（Haushofer and Shapiro，2016）采用随机对照实验，研究了非政府组织对肯尼亚农村无条件大额现金转移后，居民健康水平的变化，该研究发现无条件的现金转移对居民心理健康有显著正向影响。金和鲁姆（Kim and Ruhm，2012）将遗产作为外生冲击考察其对健康的影响，该研究表明，遗赠对健康没有显著影响。此外，也有研究利用公共政策的变化、宏观经济的波动作为收入或财富的外生冲击，考察其对个体健康的影响（Frijters，2005；Snyder and Evans，2006；Fichera and Gathergood，2016）。

除正向的财富冲击外，也有研究考察了一些可能对居民财富产生负向影响的冲击与居民健康的因果关系。经济学和心理学实验表明，个人对损失的反应不同于收益，也即财富对居民健康的影响可能并不是对称的。实验中的受试者通常认为他们已经拥有的产品价值更高，更容易产生损失厌恶（Tversky，1984）。大量文献表明财富的损失可能会对居民健康产生显著负向影响。例如，麦金纳尼等（McInerney et al.，2013）基于美国健康与退休调查数据研究发现，2008 年股市下跌带来的财富损失给老年人心理健康造成了巨大的负向影响。施万特（Schwandt，2018）利用股市的萧条和繁荣作为一个"准自然实验"，将股市波动视为外生财富冲击的来源，考察其对美国退休老年人身体和心理健康的影响，该研究发现，财富的损失会降低老年人的身体和心理健康。耶尔马泽等（Yilmazer et al.，2015）使用 2007～2011 年美国 PSID 数据，基于房屋价格急剧下降这一可能对财富产生负向冲击的外生事件，考察了家庭财富的损失如何影响居民健康。该研究表明，家庭财富的减少可能通过增加个体的压力及不利于健康的一些行为，进而影响居民健康。与以上研究不同，柯里（Currie，2015）的研究则聚焦于女性，该研究发现经济衰退会对女性的健康产生显著负向影响。

尽管大量国外研究基于各种可能对财富产生冲击的外生事件，考察了正向或负向的财富冲击对个体身体健康和心理健康的影响效应。然而，国内基于财富外生冲击考察财富对健康影响的相关研究相对而言还较为缺乏，有待进一步深入分析。

2.3.3　家庭相对财富对居民健康的影响

国内外大量学者考察了收入差距对居民健康的影响（李实和杨穗，2011；温兴祥，2018；苏钟萍和张应良，2021；Wilkinson and Pickett，2006；Kondo et al.，2012；Hajizadeh et al.，2014；Pickett and Wilkinson，2015；Luo and Xie，2020）。从直觉上来看，收入差距可能会对居民健康产生显著负向影响。大部分学者的研究结论也与直觉相符，也即收入差距会对居民健康产生显著负向影响。鉴于财富不平等的加剧，并且考虑到财富与影响健康的政治权利以及各种资源的相关性，仅关注收入不平等，则可能会低估不平等对健康的影响。因此，人们开始逐渐关注财富不平等对健康的影响。然而，相较于收入差距对健康影响的文献而言，考察财富差距对居民健康影响的文献相对较少。这可能是由于相较于财富而言，收入的测度更加直接和方便，而财富涉及家庭的金融资产、生产经营性资产、房产净值等各个方面，其测度相对而言更为复杂（Nowatzki，2012）。此外，缺乏与财富相关的高质量、具有可比性的数据也是此类文献较少的原因之一（Keister and Moller, 2000）。而随着国内外大量涵盖家庭财富的微观数据库不断涌现，以及政府和学者对财富不平等以及健康关注度的持续升温，大量研究开始关注财富差距对居民健康的影响。

以往考察财富差距对居民健康影响的研究分别从宏观和微观两个角度进行探讨。迪尔肯斯等（Dierckens et al., 2020）利用 17 个国家的面板数据，计算出每个国家的财富不平等指数，并将其与国家层面青少年心理健康的均值相匹配，考察了国家层面的财富不平等对青少年心理健康的影响，该研究表明财富不平等对青少年心理健康有显著的负向影响。诺瓦茨基（Nowatzki, 2012）考察了 14 个经济较为发达的国家财富不平等对健康的影响，该研究发现，基尼系数越高的国家，预期寿命越低，婴儿死亡率越高。也即，财富不平等对居民健康有显著负向影响。

由于宏观数据可能会存在总体性偏误问题，大量研究从微观角度考察了财富差距对居民健康的影响。例如，奥马尔等（Omer et al., 2014）研究表明，财富不平等会对居民身体健康产生显著负向影响。洪等（Hong et al., 2006）基于孟加拉国人口健康调查数据，选取了 5977 名出生 0~59 个月儿童的样本，采用多元 Logit 回归考察了家庭财富不平等对儿童身体发育和营养状况的影响，研究发现家庭财富不平等与儿童期发育不良密切相关。何等（He et al., 2018）基于尼泊尔数据，考察了财富不平等对妇女自评健康的影响。除身体健康外，也有研究考察财富差距对心理健康的影响。例如，史密斯等（Smith et al., 2019）利用乌干达西南部农村的 1620 个样本，考察了客观和主观相对财富对个体心理健康的影响。该研究发现无论是客观相对财富还是主观相对财富较低的群体，其心理健康状况均低于财富水平较高的群体。阿拉巴和乔拉（Alaba and Chola, 2014）基于南非国家收入动态调查数据，考察了财富不平等对肥胖的影响，该研究发现，财富不平等对肥胖发生率有显著正向影响。

除了研究发展中国家财富不平等对健康的影响，也有研究考察了发达国家财富不平等对健康的影响。例如，贾吉（Jaeggi, 2021）考察了高收入国家家庭相对财富以及社区层面的财富不平等对自评健康、血压、BMI、呼吸道疾病等健康变量的影响。该研究发现，财富不平等会显著影响个体患呼吸道疾病概率、高血压以及自评健康。然而，尽管国外已有大量研究考察了财富差距对个体健康的影响。截至 2023 年，国内有关财富差距对居民健康影响的文献还很少见且有待拓展。

2.4 本章小结

本章首先梳理总结了收入以及收入差距对个体健康的影响。分析绝对和相对收入对个体健康影响研究结论可知，尽管收入以及收入差距对个体健康影响存在争议，但大部分研究均认为绝对收入会提高个体健康水平，而收入差距会降低个体健康水平。而随着微观数据库的不断开放以及相关计量以及测度方法的不断完善和进步，大量研究开始考察家庭财富对个体金融行为以及劳动力市场表现的影响，且大量研究均表明家庭财富会影响个体的金融行为以及劳动力市场行为。居民的健康保险投入也属于家庭金融行为，而个体劳动供给时间也是居民在劳动力市场上相机抉择的结果。因此，家庭财富也可能会影响居民的保险投入以及劳动力供给，这也为我们后文考察家庭财富对个体健康影响的机制提供了思路。

通过梳理有关家庭财富对居民健康影响的文献可以发现，鉴于微观数据相对于宏观数据更为可靠，且能较好地避免宏观数据所造成的总体性偏误问题，大量研究从微观角度考察了财富对个体健康的影响，但目前研究有关家庭累积财富对个体健康的影响并未得出统一结论，部分研究认为财富对个体健康有正向影响，部分研究则认为财富对个体健康没有影响。通过梳理以往文献，本章发现考察家庭财富对我国居民健康影响的文献还比较少见，有待进一步拓展。而财富对健康影响的不确定性以及我国相关研究的缺乏，也正是本书研究家庭财富对居民健康影响的动机之一。

从家庭财富对个体健康影响地识别来看，碍于数据限制，刚开始大部分研究均使用截面数据考察家庭财富对个体健康的影响，但由于截面数据的各种缺陷，很难反映家庭财富与个体健康之间的因果关系，后续研究则开始考虑用面板数据或借助工具变量更好的识别财富对健康的影响，这也为本章考察家庭财富对个体健康的影响提供了思路。但由于财富与健康的内生性较强，也很难找到一个完全外生的工具变量。因此，大量研究为更准确识别财富对健康影响的净效应，便基于彩票中奖、股市繁荣、金融危机、遗产税等可能对家庭财富产生外生冲击的"准自然实验"，考察财富冲击和居民健康的因果关系。但国内从财富冲击的视角考察财富和个体健康之间因果关系的文献则相对较少。因此，为更好地识别家庭财富对个体健康的影响，本章基于"房屋拆迁"以及"住房制度改革"这两个准自然实验考察了财富冲击对个体健康的影响，这也是本书的主要贡献之一。

　　由于各国财富不平等的加剧，家庭相对财富对个体的影响也引发了广泛关注，但以往有关财富差距的研究主要聚焦于财富差距测度、财富差距的成因。而财富差距对个体影响的研究则相对较少，考察家庭财富差距对我国居民身体和心理健康影响的文献则更为少见。同时，以往有关不平等对健康影响的文献也尚未得出统一结论。因此，本章借助我国大型微观纵向数据，基于严谨的实证方法考察家庭财富差距对个体身体和心理健康的短期及中长期影响，从理论和实证层面厘清家庭财富差距对个体健康的影响及作用机制，为人们理解财富差距对我国居民健康的影响提供了可靠证据。

第 *3* 章

理论分析

    本章目的是从理论层面厘清家庭财富以及家庭财富差距对个体健康影响的理论机制，进而为后面实证检验家庭绝对财富以及相对财富对个体健康的影响提供理论基础。具体来看，本章首先从理论层面分析了家庭财富及财富差距对居民健康的影响。其次，为了从理论上厘清家庭财富及家庭财富差距影响个体健康的机制，本章还进一步从理论层面剖析了家庭绝对财富通过影响居民医疗健康保险投入及过度劳动进而影响个体健康的机制。同时，本章还从理论层面厘清了家庭相对财富通过影响居民健康保险投入以及邻里关系进而影响个体健康的作用机制。本章的分析为后面考察家庭绝对财富（家庭累积财富和财富冲击）以及家庭相对财富（财富差距）对个体身体和心理健康的影响提供了理论支撑。

3.1 家庭绝对财富影响居民健康的理论基础

    家庭财富能从不同渠道影响个体的身体健康和心理健康。家庭财富不仅能保障个体的食物供给、基本医疗服务以及住房等基本的生活所需，还能缓解收入降低或失业等负面冲击对居民健康的影响。可以说，人的衣、食、住、行均和家庭财富息息相关。相较于家庭财富积累比较高的个体而言，缺乏财富积累的个体通常需要花费更多精力在无酬劳的家庭劳动及有酬劳的一些重复性劳动上，这可能会对个体的健康产生负向影响（Burgard et al.，2013；Boen et al.，2020）。此外，就居住环境而言，不同财富水平的个体其居住环境也存在较大差异。对于财富积累较高的个体而言，其居住的地方往往环境比较好、交通设施较为便利、医疗设施比较齐全、便利店等基本的生活服务设施也比较齐全。而对于那些缺乏财富积累的个体而言，其居住环境往往较差。同时，医疗保健、街道安保等基础设施水平也相对落后。

就心理层面而言，由于缺乏财富的个体其居住环境相对较差，其生活满意度和幸福感也可能相对较低。而生活中难免会遇到一些负面冲击。例如，自然灾害、经济危机等。这些缺乏财富积累的个体则可能会有较大的财务压力，这些压力可能会导致个体出现负面情绪，对心血管以及免疫系统造成威胁，进一步对居民健康带来负向影响（McEwen，1998；Schneiderman，2005）。同时，大量研究发现，处于财富水平下百分位的个体可能会遭受侮辱和歧视，进而影响其心理健康（Adler et al.，2008；Lynch et al.，2000；Hajat et al.，2010）。

为了更深入分析家庭财富影响居民健康的机制，本章进一步建立了家庭财富影响居民健康的理论模型。格罗斯曼（Grossman，1972）的研究为分析财富、工资、消费、医疗服务等对健康的影响提供了很好的分析框架。参照格罗斯曼（Grossman，1972）、加拉马和范（Galama and Van，2018）的研究，本章从理论层面分析了家庭绝对财富对个体健康的影响。具体的分析过程如下：

首先，本章假定个体为理性人，其目标为在生命周期内实现效用最大化：

$$\int_0^T U(t)e^{-\rho t}dt \tag{3-1}$$

其中，t 代表时间；T 代表个人从出生到死亡总的生存时间（此处假设生存时间是内生的）；ρ 代表主观的贴现因子。

对于效用函数的确定，参照加拉马和范（Galama and Van，2018）的研究，本章假定个体的效用函数由消费（健康消费和非健康消费）、闲暇时间以及个体的健康状况决定，其具体的函数形式如下：

$$U(t) \equiv U[C(t),S(t),P(t)] \tag{3-2}$$

其中，$C(t)$ 为个体消费；$S(t)$ 代表休闲时间；$P(t)$ 代表个体的健康状况；

本文假定效用函数为严格的凹函数。参照贝克尔（Becker，1965）的研究，个体消费 $C(t) \equiv C[M(t), \lambda(t), \varepsilon(t)]$ 由个体在市场所购买的商品 $M(t)$，以及在商品的时间投入 $\lambda(t)$ 所共同决定。同时，一些外生的很难测度的因素也可能会影响到健康及非健康消费。

要使得个体在生命周期内满足效用最大化，需要满足三个约束条件。第一个约束条件为：

$$\frac{\partial P(t)}{\partial t} = I[g(t), \phi_m(t); E] \qquad (3-3)$$

由式（3-3）可知，医疗服务和满足日常生活所需要的商品 $g(t)$ 以及个人在健康上的时间投入 $\phi_m(t)$（锻炼、看医生等）会影响到健康生产函数 $I[g(t), \phi_m(t); E]$，该函数可进一步表示为：

$$I[g(t), \phi_m(t); E] = \mu_I(t; E) g(t)^{\alpha_I} \phi_m(t)^{\beta_I} \qquad (3-4)$$

其中，$\mu_I(t; E)$ 是个体受教育程度 E 的函数，相较于受教育程度低的个体而言，受教育程度越高的个体其认知能力往往更高，有更好的生活习惯，其健康状况可能更好。本章假设健康生产函数 $I[g(t), \phi_m(t); E]$ 是规模报酬递减的（$0 < \alpha_I + \beta_I < 1$）。本章假定个体最初始的健康水平 $P(0) = P_0$；个体 T 时刻的健康水平 $P(T) = P_{\min}$（个体在临近死亡时，健康状况最差）。

第二个约束条件为时间约束：

$$\Gamma = \phi_w(t) + S(t) + \phi_m(t) + \phi_C(t) + s[P(t)] \qquad (3-5)$$

在任意时期总时间 Γ 等于个体花费在工作上的时间 $\phi_w(t)$、闲暇的时间 $S(t)$、花费在健康投资的时间 $\phi_m(t)$、消费的时间 $\phi_C(t)$，以及生病的时间成本 $s[P(t)]$ 的总和，第三个约束为预算约束：

$$\frac{\partial K(t)}{\partial t} = rK(t) + Y(t) - p_X M(t) - p_m(t) g(t) \qquad (3-6)$$

式（3-7）中 $K(t)$ 代表家庭总资产；r 代表资本回报率；$M(t)$ 代表商品的消费量；p_X 代表商品的价格；$g(t)$ 代表医疗保健消费量；$p_m(t)$ 代表医疗保健消费的价格；本章假定家庭在 T 时刻的财富 $K(T) = K_T$。此外，本章假定家庭不存在信贷约束。$Y(t)$ 代表个体的收入，个体的收入随着个体健康的提高逐渐上升 $\left(\dfrac{\partial Y}{\partial P}>0\right)$。同时，个体的收入与他所面临的压力呈

正相关关系，也即：$\dfrac{\partial Y}{\partial \psi}>0$。参照加拉马和范（Galama and Van，2018）的

研究，个体的收入可表示为：

$$Y[P(t)] = w(t)\{\Gamma - S(t) - \phi_m(t) - \phi_C(t) - s[P(t)]\} \quad (3-7)$$

个体的工资可表示为 $w(t) = w_*(t)[1+\psi(t)]^{\chi_w}$。其中，$\chi_w \geq 0$，
$w_*[E, \psi(t)]$ 代表与压力有关的工资率，当个体工作没有任何压力的时
$\psi(t) = 0$，$w_*(t)$ 是个体受教育程度以及工作经验的函数，其具体的函数
形式为：

$$w_*(t) = w_E e^{\beta_E E + \beta_x \varphi(t) - \beta_{x2} \varphi(t)^2} \quad (3-8)$$

其中，E 代表个体在学校的受教育年限，$\varphi(t)$ 代表工作经验，β_E、β_x 以及
β_{x2} 分别为受教育年限以及工作经验的估计系数。

综上可知，我们的最优化问题为：在满足三个预算约束的前提下，使
得目标方程（3-1）效用最大化。构造汉密尔顿（Hamilton）函数：

$$\Omega = U(t)e^{-\beta t} + \delta_P(t)\frac{\partial P(t)}{\partial t} + \delta_K(t)\frac{\partial K(t)}{\partial t} \quad (3-9)$$

其中，$\delta_P(t)$ 代表从 t 时刻健康为个体带来的边际效用，且 $\delta_P(t) = \dfrac{\partial}{\partial P(t)}$
$\int_t^{T^*} U(*)e^{-\beta s}\mathrm{d}s$。$\delta_K(t)$ 代表 t 时刻财富为个体带来的边际效用，且 $\delta_K(t) =$
$\dfrac{\partial}{\partial K(t)}\int_t^{T^*} U(*)e^{-\beta s}\mathrm{d}s$。

T^* 表示使个体效用最大化所得到的生存时间；$U(*)$ 代表效用函数。
根据包络定理可得到：

$$\frac{\partial}{\partial T}\int_t^{T^*} U(*)e^{-\beta s}\mathrm{d}s = \frac{\partial}{\partial T}\int_0^T \Omega(t)\mathrm{d}t = \Omega(T) = 0 \quad (3-10)$$

延长生命所带来的边际效用可表示为：

$$\Omega(T) = U(T)e^{-\beta T} + \delta_P(T)\frac{\partial P(t)}{\partial t}\Big|_{t=T} + \delta_K(T)\frac{\partial K(t)}{\partial t}\Big|_{t=T} \quad (3-11)$$

通过将 $\Omega(T)$ 除以财富的边际价值 $\delta_K(T)$，可以得到在生命周期内

货币价值：

$$\frac{\Omega(T)}{\delta_K(T)} = \frac{U(T)}{U_C(T)} + \delta_{h/a}(T)\frac{\partial P(t)}{\partial t}\Big|_{t=T} + \frac{\partial K(t)}{\partial t}\Big|_{t=T} \qquad (3-12)$$

以上货币价值的表达式与罗森（Rosen，1988）、墨菲和托佩尔（Murphy and Topel，2006）的研究类似。但本章的研究进一步考虑了财富的积累以及健康状况的衰退。

由式（3-11）可知，当满足最优化时有 $\zeta(T)=0$。此时：

$$\frac{\partial\Omega(T)}{\partial K_t}\Big|_T + \frac{\partial\Omega(T)}{\partial T}\Big|_K\frac{\partial T}{\partial K_t} = 0 \qquad (3-13)$$

$\dfrac{\partial\Omega(T)}{\partial K_t}$代表当个体生存时间 T 固定时，$\Omega(T)$ 相对于财富 K_t 的变化。$\dfrac{\partial\Omega(T)}{\partial T}$代表当财富 K_t 不变时，$\Omega(T)$ 相对于时间 T 的变化。财富的增加会导致预期寿命的改变，由式（3-13）可知，预期寿命相对于初始财富的改变，$\dfrac{\partial T}{\partial K} = -\dfrac{\frac{\partial\Omega(T)}{\partial K_t}\big|_T}{\frac{\partial\Omega(T)}{\partial T}\big|_K}$。

由式（3-12）的汉密尔顿方程可得：

$$\frac{\partial\Omega(T)}{\partial K_t}\Big|_T = \frac{\partial\delta_A(0)}{\partial K_t}\Big|_T e^{-rt}\frac{\partial K(t)}{\partial t}\Big|_{t=T}$$
$$+ \left\{\frac{\partial\delta_A(0)}{\partial K_t}\Big|_T e^{-rt}\delta_{h/a}(T) + \delta_K(0)e^{-rt}\frac{\partial\delta_{h/a}(T)}{\partial K_t}\Big|_T\right\}\frac{\partial P(t)}{\partial t}\Big|_{t=T}$$

$$(3-14)$$

由式（3-15）可知，由于$\dfrac{\partial\Omega(T)}{\partial T}<0$，因此，当$\dfrac{\partial\Omega(T)}{\partial A_0}\big|_T>0$ 时则有 $\dfrac{\partial T}{\partial K_t}>0$。由于个体在接近正常死亡时其资产以及健康是逐渐下降的，也即 $\dfrac{\partial K(t)}{\partial t}\big|_{t=T}<0$，并且$\dfrac{\partial P(t)}{\partial t}\big|_{t=T}<0$。同时，由于$\dfrac{\partial\delta_{h/a}(T)}{\partial K_t}\big|_T\leqslant 0$ 以及 $\dfrac{\partial\delta_A(0)}{\partial K_t}\big|_T<0$。因此，$\dfrac{\partial\Omega(T)}{\partial K_t}\big|_T>0$。由此可得$\dfrac{\partial T}{\partial K_t}>0$。

参照加拉马和范（Galama and Van，2018）的研究，任意参数的初始

变化对于状态变量 $f(t)$ 的影响，都能分解为两个部分，即：

$$\frac{\partial f(t)}{\partial Z} = \frac{\partial f(t)}{\partial Z}\big|_T + \frac{\partial f(t)}{\partial Z}\big|_T \frac{\partial T}{\partial Z} \qquad (3-15)$$

其中，右边的第一项表示当 T 不变时，Z 的变化对 $f(t)$ 的影响。右边的第二项表示 T 的变动对 $f(t)$ 的影响。在此处，我们关注的核心 Z 便是财富，关注的 $f(t)$ 则是 $P(t)$。综上可得：

$$\frac{\partial P(t)}{\partial K_t} = \frac{\partial P(t)}{\partial K_t}\big|_T + \frac{\partial P(t)}{\partial T}\big|_{K_t} \frac{\partial T}{\partial K_t} \qquad (3-16)$$

健康可进一步表示为：

$$P(t) = P(0) + \int_0^t \big[g(s) - d(s) \big] \mathrm{d}s \qquad (3-17)$$

将式（3-18）关于 T 求导可得到以下方程：

$$\frac{\partial P(t)}{\partial T}\big|_K = \int_0^t \left\{ \frac{\partial I(s)}{\partial T}\big|_K - \frac{\partial d(s)}{\partial T}\big|_K \right\} \mathrm{d}s \qquad (3-18)$$

当 $t = T$ 时，将式（3-18）对 T 进行求导可得：

$$\frac{\partial P(T)}{\partial T}\big|_K = \frac{\partial P_{\min}}{\partial T}\big|_K = 0$$

$$= \frac{\partial P(t)}{\partial t}\big|_{K, t=T} + \frac{\partial P(t)}{\partial T}\big|_{A_0, t=T} \qquad (3-19)$$

由式（3-19）可得：

$$\frac{\partial P(t)}{\partial T}\big|_{K, t=T} = -\frac{\partial P(t)}{\partial t}\big|_{K, t=T} > 0 \qquad (3-20)$$

进一步有：

$$\frac{\partial P(t)}{\partial K_t} = \frac{\partial P(t)}{\partial K_t}\big|_T + \frac{\partial P(t)}{\partial T}\big|_{K_0, t=T} \frac{\partial T}{\partial K_t} = \frac{\partial P(t)}{\partial T}\big|_{K, t=T} \frac{\partial T}{\partial K_t} \qquad (3-21)$$

由上文可知 $\frac{\partial T}{\partial K_t} > 0$，并且 $\frac{\partial P(t)}{\partial T}\big|_{K_t, t=T} > 0$。因此 $\frac{\partial P(t)}{\partial K_t} > 0$。综上可知，拥有更多财富的个体其健康状况越好。综上所述，本章预期家庭财富可能会对个体健康产生显著正向影响。

3.2　家庭相对财富影响居民健康的理论基础

本章在此部分首先介绍了社会比较理论以及相对剥夺理论,并基于这两个理论来分析家庭财富差距对个体健康的影响。

社会比较理论最早由美国的心理学家费斯廷格(Festinger,1954)提出。该理论的基本观点为:人具有社会属性,社会比较是个体自发的、无意识的一种行为。每个人都想要自觉或不自觉了解自己的能力如何、地位如何,只有在社会比较中与他人比较,才能真正地认识自己,找到和别人存在的差距。相对剥夺最早则是由美国学者斯托弗(Stouffer)提出来的。莫顿(Merton)在它的基础上进行了进一步的延展,成为了一种关于群体行为的理论。相对剥夺是指当个体将自身处境与某种参照物或者某个标准去比较时,发现自己处于劣势时所产生的受剥夺感。相对剥夺是一种感觉,每个人都有权享有但并不拥有。

家庭财富差距对居民健康的影响可以从社会比较理论中得到一部分解释。由社会比较理论可知,人会自觉或不自觉地将自身与周围群体进行比较。个体在进行比较时包括横向对比以及纵向对比两种方式。其中,横向比较强调的是基于自己自身条件及获得的报酬与参照系内其他个体进行比较的过程;纵向比较则是将自己当前付出努力与得到的报酬和自己的过去相比的过程;人生来都是喜欢公平的,不公平的遭遇会使其产生消极情绪。财富对居民健康的影响在一定程度上取决于将自己的财富与他人的财富进行比较的结果。当财富差距较大时,那些财富处于金字塔顶端的个体,仅依靠继承、资本再投资或财产性收入等获得的报酬远远超过普通居民。这会导致个体在与参照群进行对比时所感受到的不公平感可能更强。而这种不公平可能会让个体产生沮丧、愤怒等负面情绪,进而影响其健康状况。

除社会比较理论外,相对剥夺理论也能在一定程度解释财富差距对居民健康的影响。相对剥夺理论认为人们通过与参照群体内其他个体进行比较,当发现自己的地位不占优势而是处于劣势状态时,就会产生不平等以及被剥削的负面情绪。即个体将自己的境地与某个参照物、标准比较时发现自己的处境低于参照物或标准时所感受到的剥夺感觉。人们对参照群体的选择决定了其是否会产生被剥夺感。一般认为，人们倾向于向上比较，个体会与参照组内财富比自己高的人进行比较。因此，财富差距越大，个体所感受到的相对剥夺会越强；而这种剥夺感会使人产生不满、悲观或愤怒等消极情绪，进而影响居民健康状况。

综上可知，财富差距增大可能会对居民健康造成负向影响。

3.3　家庭绝对财富和相对财富影响居民健康的机制

3.3.1　家庭绝对财富影响居民健康的机制

3.3.1.1　健康保险投入

在这一小节，本章建立了一个两期模型来分析家庭财富对居民健康保险投入的影响。洛克纳和蒙日—纳兰霍（Lochner and Monge – Naranjo，2012）、陈永伟等（2014）构建了财富对教育人力资本投资的理论模型。参照以上研究，本章构建的个体效用函数如下：

$$U = u(C_1) + \rho u(C_2) \qquad\qquad (3-22)$$

其中，$u(C_1)$ 和 $u(C_2)$ 分别代表个体在第一期（$t=1$）和第二期（$t=2$）的消费。$u(\cdot)$ 为个体的即期效用函数，该函数满足 $u'(\cdot) > 0, u''(\cdot) < 0$；$\rho$ 为贴现因子，其范围介于 $0 \sim 1$（$0 < \rho < 1$）。在第一期时（$t=1$），家庭可以选择进行健康投资。在没有健康保险投入的情况下，个体在第二期（$t=2$）可以获得收入 y_t。在 $t=2$ 时，家庭投入了 h 的资金在健康上，在 $t=2$ 时，个体的收入提升为 $g(h)y_2$，其中：$g(\cdot) \geqslant 1, g'(\cdot) > 1, g''(\cdot) < 1$。当然，在 $t=1$ 时，家庭的消费和健康保险支出存在一定的约束，消费和健康保险支出的总额不能超过当期收入 y_1 以及借贷限额 D。这里，借贷限额 D 是与家庭的财富 W 呈现正相关的①。这样则有 $D = D(W), D'(0) >$

---

① 本章在此处假定除收入外的其他财富不能直接用于消费或者是健康投资，只能通过抵押获得现金流。

0。若个体在 $t=1$ 时进行了借贷，则必须在 $t=2$ 时偿还债务和利息。在两期中，家庭支出的现值必须小于或者等于其收入的现值。此外，本章假定家庭对健康保险投入有一个下限 h_l，它可以理解为维持个体生存或个体所在单位强制要求购买健康保险所必要的开销，家庭对健康保险的开支不能低于这一水平。

家庭的跨期决策问题可以简化为：

$$\max \{ u(C_1) + \rho u(C_2) \} \tag{3-23}$$

$$s.t. \quad C_1 + h + \frac{C_2}{1+r} = y_1 + \frac{g(h)y_2}{1+r},$$

$$C_1 + h \leqslant y_1 + D(W),$$

$$h \geqslant h_l$$

以上的最优化问题，可以用库恩塔克（Kuhn – Tucker）法求解。设库恩塔克（Kuhn – Tucker）函数为：

$$\Gamma = u(C_1) + \rho u(C_2) + \lambda \left[y_1 + \frac{g(h)y_2}{1+r} - C_1 - h - \frac{C_2}{1+r} \right]$$

$$+ \lambda_1 \left[y_1 + D(W) - C_1 - h \right] + \lambda_2 (h - h_l) \tag{3-24}$$

其中，λ 为拉格朗日（Lagrange）乘子；λ_1 和 λ_2 均为库恩塔克（Kuhn – Tucker）乘子；且 $\lambda > 0$，$\lambda_1 \geqslant 0$，$\lambda_2 \geqslant 0$。可得到该优化问题的最优条件为：

$$u'(C_1{}^*) = \lambda + \lambda_1, \rho u'(C_2{}^*) = \frac{\lambda}{1+r}, \lambda \left[\frac{g'(h^*)y_2}{1+r} - 1 \right] = \lambda_1,$$

$$\lambda_1 \left[y_1 + D(W) - C_1{}^* - h^* \right] = 0, \lambda_1 \geqslant 0, y_1 + D(W) - C_1{}^* - h^* \geqslant 0,$$

$$\lambda_2 (h^* - h_l) = 0, (h^* - h_l) \geqslant 0$$

借助以上最优化条件可知，若家庭对于健康保险的投入等于维持正常生产生活的下限，即 $h^* = h_l$。此时，家庭的财富 W 对 h^* 没有任何影响。

当 $h^* > h_l$ 时，且信贷约束不是紧的，则 $C_1{}^* + h^* < y_1 + D(W)$，$\lambda_1 = 0$。这时可以得到健康保险投入 h^* 由 $\frac{g(h)y_2}{1+r} - 1 = 0$ 决定。此时，健康保险投入也与 W 没有任何关系。

当 $h^* > h_l$，且信贷约束是紧的，则 $C_1{}^* + h^* = y_1 + D(W)$，$\lambda_1 > 0$。此时可以得到：

$$L = \frac{g'(h^*)y_2}{1+r} - u(y_1 + D(W) - h^*) = 0 \qquad (3-25)$$

由隐函数定理，可知：

$$\frac{\mathrm{d}h^*}{\mathrm{d}W} = -\frac{\partial L/\partial W}{\partial L/\partial h^*} = \frac{g'' \cdot y_2 + (1+r)u''}{(1+r)u'' \cdot D'} \qquad (3-26)$$

由于 $g'' < 0$，$u'' < 0$。因此 $\dfrac{\mathrm{d}h^*}{\mathrm{d}W} > 0$，即家庭的健康保险投入随家庭财富的增加而增加。

众所周知，当个体患病后（尤其是重疾）可能会产生巨额的医疗费用。同时，糖尿病、高血压、心脑血管疾病等慢性病，需要长期服药，进而给居民带来很大的财务和心理负担。对于部分贫穷的个体而言，由于缺乏资金，不敢患病也患不起病，在日常生活中担惊受怕，进而产生一系列心理健康问题。健康保险其直接功能在于保障人们在患病时对医疗卫生服务利用的财务可及性、缓解患者就医的资金压力，提高个体患病后的就医意愿，能够在很大程度上提高个体应对健康风险的能力（周钦等，2015）。

我国健康保险种类较多，包括城镇职工医疗保险、城镇居民医疗保险、补充医疗保险以及各种类别的商业健康保险等。不同类型的健康保险报销额度与比例有所差异，但当参保人患病就医（尤其是患重疾住院）时，各种健康保险均能报销部分医疗费用。对于部分购买了较大金额的商业健康保险的个体而言，甚至能够报销除挂号费外产生的全部医疗费用，这大大降低了个体患病就医后的自付比率（章蓉和李放，2021；Zhang et al.，2017）、减轻了患者的医疗负担（王新军和郑超，2014；Jiang et al.，2019；Zhang et al.，2019；Zhao et al.，2021），并能有效提高医疗服务利用率获得更多更好的医疗资源（Huang and Gan，2017；Huang and Wu，2020）。同时，健康保险还能减少个体心理压力，降低医疗服务消费成本（Finkelstein and McKnight，2008）。此外，个体在购买医疗保险后还可能享受到更多更好的预防性医疗服务。医疗保险能提高居民做健康检查或预防治疗的意愿，帮助居民做到早发现、早治疗。同时，个体还可以借助这些医疗服务调整自身的健康行为，如改掉酗酒、吸烟等可能会危害健康的一些不良行为（Ayanian et al.，2000；Baker et al.，2001）。事实上，健康保险还能通过其他途径间接影响居民健康。例如，健康保险可能会降低未来医疗消费的不确定性，进而降低个体或其家人的预防性储蓄，个体减少的这部分储蓄可以用于购买更多的营养品，进而影响健康（Bai et al.，2014；甘犁等，2010）。

由于健康保险可能会影响到个体健康行为、个体医疗负担、应对健康风险的能力、预防性医疗服务等方方面面，大量研究考察了健康保险购买对个体健康的影响，且这些研究均表明健康保险投资会对个体健康带来显著正向影响（潘杰等，2013；黄薇，2017；郑适等，2017；Finkelstein，2012；Woolhandler and Himmelstein，2017）。鉴于死亡率能更为客观地反映健康状况，也有研究考察了医疗保险对死亡率的影响。例如，黄枫和甘犁（2010）、程令国和张晔（2012）、黄家林和傅虹桥（2021）、卡德等（Card et al.，2009）、索默斯等（Sommers et al.，2012）以及霍和赖夫（Huh and Reif，2017）的研究均表明医疗保险能显著降低死亡率。因此，居民健康保险投入会对其健康产生显著正向影响。

综上可知，家庭财富可能通过促进居民健康保险投入进而提高个体健康水平。

3.3.1.2　过度劳动

以往研究对过度劳动的定义并未达成共识。部分研究将"过度劳动"定义为一种由于长期超出社会平均劳动时间或超负荷的劳动行为所导致的疲劳且短暂休息无法恢复的状态（王艾青，2007）。部分学者将其定义为行为：劳动者即使在疲惫状态下依然提供超强度劳动的一种行为（徐海东和周皓，2021）。但无论哪一种定义方式，过度劳动均与个体工作时长有紧密联系。

个体是否发生过度劳动行为，既可能是由于企业所导致的"被迫营业"，也可能是由于自身为获得更多收入（或与之对等的回报）的一种自发行为。在劳动力市场逐渐完善的当下，经济利益的驱动对个体劳动力供给的影响则占据主导地位。人力资本理论认为，个体增加工作时间的动机在于获得更多的回报，增加收益。从个体的角度来看，大部分缺乏资源和财富的个体（尤其是农民工），其所在单位的劳动力小时工资要远远低于市场标准的平均工资水平。较低的工资水平往往会倒逼个体增加劳动时间以获得更多的收入，进一步实现积累财富的目的。同时，但由于低收入群体缺乏财富，很难通过资本积累财富，大部分只能通过劳动所得（这种劳动通常是重复性劳动）提高家庭收入，以达到积累财富的目的。部分个体为了较快积累财富，则可能会出现过度劳动的行为。此外，经典的生命周期理论以及效用函数理论表明，当个体或家庭生命周期内财富增加，则能放松其预算约束。若将闲暇看作一种商品，当家庭财富增加后，可能会增加其对休闲的消费，进而挤出个体工作时间，提升个人总效用。

大量研究均表明家庭财富会对个体的劳动力供给产生影响。且大量研究均发现家庭财富的增加会降低个体的劳动参与率（Colom and Molés，2013；Farnham and Sevak，2016；余家林等，2022；Zhao and Burge，2017）。赵和伯奇（Zhao and Burge，2017）研究表明，相对于年轻人而言，老年人对家庭财富更为敏感，家庭住房每增加 1 倍，其工作的概率则会降低 5%。法纳姆和塞瓦克（Farnham and Sevak，2016）研究发现家庭财富的增加可能会促使个体提前退休。综上可知，家庭财富的增加可能会提高个体退出劳动力市场的可能性。而当个体财富积累达到一定数额，退出劳动力市场"躺平"后，其工作时间基本为 0，更加不可能产生过度劳动行为。因此，本章预期家庭财富的增加（财富的增加可来源于家庭通过慢慢累积得到，也可由不可预期的正向财富冲击提供）可能会对个体过度劳动行为有负向影响。

个体的劳动力供给是影响居民健康非常重要的因素。中国人素来以勤劳著称，已有研究表明 2019 年中国居民平均周工作时长为 46.8 小时，远高于大部分发达国家及发展中国家（徐海东和周皓，2021）。适当的劳动可能会提高个体健康水平，但过度劳动则会给个体带来很多负面影响。以往研究发现，过度劳动可能会导致个体出现暴饮暴食、酗酒以及抽烟等危害健康的行为（Artazcoz et al.，2009；Ahn，2016；Okamoto，2019；Tsutsumi，2019）。例如，阿尔塔斯利斯等（Artazcoz et al.，2009）研究发现，相较于工作时间较短的劳动者而言，工作时间较长的个体更容易发生过度吸烟等危害健康的行为。塔里斯等（Taris et al.，2010）研究发现，过长的工作时间不仅会显著提高个体吸烟的概率，还会提高个体酗酒的可能性。此外，过度劳动还会增加个体压力、使其感到疲劳并造成人际关系紧张（Virtanen et al.，2012；Unger et al.，2014），进而导致个体脱发、斑秃，影响个体形象，进而给个体造成心理困扰。过度劳动还可能会导致个体注意力不集中、记忆力减退，出现头疼、胸闷、耳鸣、目眩心悸等不良症状。最后，过度劳动还可能会影响个体睡眠质量、挤出其体育锻炼时间（Taris et al.，2010；Haines et al.，2012），进而导致个体出现烦躁、悲观等负面情绪。

事实上，当个体劳动时间减少后，会使得居民闲暇时间增加。此时，居民可以不受工作的约束，将时间花费在一些自己愿意参与的一些娱乐休闲活动当中。例如，个体可以将这些空闲时间花费在运动、午休、喝咖啡、社交或者旅游当中。其中，积极的社会互动（比如，感觉到受到保护、照顾）能让个体心情愉悦感到放松。旅游度假、午休等能给居民提供很好的休息机会，进一步使得个体心情愉悦，让个体产生积极情绪并减轻压力，从而提高居民健康水平（Pressman et al.，2009）。

大量研究均表明，过度劳动会对个体健康产生显著负向影响（张抗私等，2018；徐海东和周皓，2021；Conway et al.，2017；Sato et al.，2020；Sung et al.，2020；Boelens et al.，2022）。例如，徐海东和周皓（2021）研究发现，当加班超过一定限度后会对个体健康产生显著负向影响。同时，过度劳动可能会造成高血脂、脂肪肝、高血压、糖尿病、肥胖以及冠心病等疾病（Takahashi，2019；Sung et al.，2020；王欣和杨婧，2020）。此外，过度劳动不仅会降低个体健康水平，严重时还可能会导致过劳死及自杀的发生（Tsutsumi，2019；Sato et al.，2020）。因此，过度劳动可能会对居民健康产生显著负向影响。

综上可知，家庭财富可能通过抑制个体过度劳动，进而提高其健康水平。

3.3.2 家庭相对财富影响居民健康的机制

3.3.2.1 健康保险投入

家庭相对财富（财富差距）可能会影响居民健康保险投入。改革开放以来我国家庭财富水平持续增长，家庭财富差距也逐渐增加。随着财富差

距的扩大，处于财富链顶端的群体掌握的资源和财富更为集中，他们能够
凭借这些资源及优势掠夺低收入群体的财富，进而积累财富并获得更高的
地位。财富的集中则会导致贫困群体的增加。也即财富差距的扩大可能会
导致穷者越穷富者越富的马太效应。这会使得处于财富分布尾部的居民在
购买健康保险时，面临巨大的预算约束。事实上，低收入群体的财富被掠
夺后，可能会导致其本不富裕的生活雪上加霜，连基本的生活保障可能都
成问题，更不要谈投入多余的资金购买健康保险。

家庭财富差距的扩大还可能会通过信息渠道以及居民对政府以及卫生
机构的信任程度影响其健康保险投入。财富差距过大的地区，财富和权力
可能集中在少数处于财富链顶端的人手里（Jaeggi，2021）。而这部分群体
会占用更多的资源，并降低医疗资源的合理配置（周广肃等，2014）。此
外，家庭财富差距的扩大会导致低收入群体与高收入群体的社会资本以及
信息的获取量出现分化。高收入群体拥有较高的社会资本，能够更快更准
确地掌握有关健康投资的相关信息。信息优势以及社会资本使得高收入群
体能够更好地获得医疗资源。低收入群体由于信息不对称，往往很难或以
高昂的费用获得医疗、教育等各种资源。此外，也有研究发现家庭财富差
距的扩大会通过降低居民对政府或公共卫生机构的信任程度进而影响其保
险投入。例如，布雷姆和拉恩（Brehm and Rahn，1997）的研究表明，不
平等的加剧可能会导致政治上的参与不公平，降低民众对政府或公共机构
的信任程度，进而降低社会成员对医疗保险的参与意愿。综上可知，财富
差距的扩大可能会降低居民购买健康保险的意愿。

医疗保险作为一种重要的健康保险，参保者能够获得更多更高质量的
医疗服务（Wagstaff et al.，2009）。同时，已有研究表明，医疗保险能够
通过提高居民的财务可及性，进而提高居民的健康水平（Sommers et al.，
2017）。对于慢性病患者而言，其需要长期的医疗护理与药物的调理。医
疗保险能够在很大程度上减轻慢性病患者的医疗负担，打消居民用药就医
的顾虑，进而提高居民的健康状况。此外，雷和林（Lei and Lin，2009）
的研究表明，参与新农合能够显著提高参与者日常体检以及预防性医疗服
务的使用。孙和吕（Sun and Lyu，2020）的研究发现参加新型农村医疗合
作保险对成年人的自评健康以及心理健康均有显著正向影响。孟等（Meng

et al., 2018）研究表明医疗保险能提高居民健康水平。综上可知，医疗保险可能会提高居民的健康水平。

综上可得，家庭财富差距可能会通过降低居民健康保险投入进而影响其健康水平。

3.3.2.2 邻里关系

邻里关系提升可能会通过不同途径对个体健康产生显著正向影响。在社区社会环境因素中，良好的邻里关系可表现为更少的邻里纠纷、更多样的社区组织团体、更频繁密切的邻里交往以及良好的邻里互动环境，这些因素对个体健康水平有显著的促进作用（邱婴芝等，2019）。河内等（Kawachi et al., 1999）的研究表明，邻里关系可能通过影响健康信息的传播、增加个体参加社会团体或集体活动的频率（如身体锻炼）以及对不健康的社会行为进行控制，进而提高个体健康状况。创新扩散理论认为，创新行为（比如使用预防性服务）在具有凝聚力、成员相互了解和信任的社区中传播得更快。因此，有关健康生活的信息在邻里关系密切的社会网络中能得到更好地传播，进而提高个体健康水平。

邻里关系还可能会通过提高个体的社会参与度进而影响其健康水平。吴炳义等（2021）研究发现，具有更融洽社区邻里关系的社区环境能够显著提高老年人的社会参与度，进而提高其健康水平。同时，该研究还发现，融洽的邻里关系还能缩小不同特征老年人的健康差距。曾等（Zeng et al., 2010）研究表明，社区日常活动、体育锻炼能增强该社区居民的体魄。此外，与亲朋好友和周围邻居的交流互动，也能有效缓解个体内心的孤独，进而对其健康带来正向影响。事实上，对于那些无法获得配偶日常生活照料以及精神慰藉的个体，邻里关系的提升则显得更为重要（Williams et al., 2012）。这些缺乏陪伴的群体，通过经常与周围邻居和社区密切交往、一起参加锻炼等互动交流将在很大程度上改善他们的健康状况（伍海霞和贾云竹，2017）。此外，良好的邻里关系能为那些缺乏子女陪伴和照料的留守老年人提供日常生活照料，这些留守老人通过花时间和邻居串门等行为能有效缓解身心疲劳，获得精神上的慰藉，进而提高其健康水平（张邦辉和陈乙酉，2017）。综上可知，良好、融洽的邻里关系可通过信息传递、日常照料、排解孤独情绪、身体锻炼等不同途径提高个体健康水平。

家庭财富差距对邻里关系会产生负向影响。具体来看，家庭财富差距的扩大会使得相对贫困的个体产生仇富、嫉妒和相对剥夺感等消极心理，进而导致邻里之间关系更加疏远。首先，对于那些财富收入处于末端的家庭而言，家庭财富差距的拉大可能会激发家庭的"仇富"心理。而对于那些财富水平处于中上层的家庭而言，也可能会瞧不上那些缺乏财富积累的底层人民，进而导致矛盾的产生。此外，部分个体在日常与邻居同事交往中，经常会进行相互比较。如果他们经济压力较大，往往会感到自己处于劣势地位，这种消极的情绪将产生极为严重的危害（Eibner and Evans，2005）。事实上，这些消极的负面情绪可能会影响个体的工作、生活以及方方面面，而当个体工作生活不顺心时，可能也会降低其容忍和耐心程度，进而导致其出现脾气暴躁、发怒等不良行为，从而影响人际交往。同时，不平等的加剧还会导致个体产生不公平感，这种心理可能会导致个体产生巨大的焦虑、抑郁等不良心理压力情绪，进而影响邻里关系（卢冲和伍蔓霖，2019）。

事实上，家庭财富差距的扩大也表现为社会阶层的分化。以往研究表明，社会上层和中层的居民通过合法的制度性措施能获得财富的概率远大于社会下层的居民，这就会导致处于社会底层的家庭萌生社会财富的相对剥夺感。相对剥夺感更高的人越不倾向于帮助他人，其亲近社会的意愿更低，在日常的社会生活中更为孤立，也不会花费时间精力去维护良好的邻里关系（Callan et al.，2017）。同时，在消极的心理作用下，容易产生赌博、酗酒、吸烟等非安全行为以及更糟糕的健康状况（Callan et al.，2015；Mishra and Carleton，2015），严重时甚至会导致犯罪、反叛等群体性恶性事件的发生。出于自身安危的考虑以及自我保护意识，社会中上层的富裕家庭会减少甚至是拒绝与社会下层邻里之间进行交流互动，而交流互动的减少势必会产生隔阂进而影响到邻里团结。因此，家庭财富差距的扩大可能会恶化邻里关系。

综上可得，家庭财富差距的扩大可能会通过影响邻里关系进而影响个体健康水平。

3.4 本章小结

　　本章首先借鉴格罗斯曼（Grossman，1972）以及加拉马和范（Galama and Van，2018）的研究，从理论层面分析了家庭绝对财富对个体健康的影响，理论分析结果表明家庭财富对个体健康会有促进作用。此外，本章还基于社会比较理论、相对剥夺理论从理论层面分析了家庭财富差距对个体健康的影响，研究发现家庭财富差距的扩大会对个体健康产生负向影响。最后，本章从理论上厘清了家庭绝对财富及家庭财富相对财富影响个体健康的机制。家庭财富及家庭财富差距影响居民健康的分析结果表明，家庭绝对财富能通过促进居民进行健康保险投入、抑制个体过度劳动进而影响其健康。家庭财富差距则会通过抑制居民健康保险投入、破坏邻里关系，进而影响个体健康状况。本章的分析为后面实证分析家庭绝对财富（累积财富和财富冲击）以及相对财富（财富差距）对个体健康的影响及作用机制提供了理论支撑。

第*4*章

我国居民健康和财富的现状分析

要考察家庭财富与个体身体健康和心理健康的关系，就需要把握我国居民的健康状况以及家庭财富特征。因此，本章的目的在于分析我国居民的身体健康、心理健康以及家庭财富的概况，并进一步挖掘这些特征的分布情况，例如，城乡差异、地域差异、年龄差异以及不同受教育水平下个体健康状况和家庭财富的特征。本章在对居民健康和财富进行分析时，使用的数据均来自 CFPS 调查数据库。

4.1 居民健康现状描述

4.1.1 不同年龄段个体健康状况分布

图 4-1 和图 4-2 分别报告了不同年龄段居民身体健康以及心理健康的分布情况。考虑到 CFPS 是追踪调查数据，同一个体随着接受调查时间的推后，其年龄也在增加，若使用 2012~2018 年的混合面板数据来考察不同年龄个体健康状况的分布会存在较大差异，所以本章在分析不同年龄段个体身体和心理健康的分布时，使用的是 2018 年 CFPS 数据。本章按照 10 岁为一个年龄段，分别统计不同年龄区间个体身体健康以及心理健康的均

值。分析图 4 - 1 可知，16 ~ 25 岁居民身体健康状况的均值最大为 3.673，随着年龄段的提高，身体健康的均值逐渐降低，存在向下的趋势。也即，从整体来看，随着居民年龄的提高，其身体健康状况是逐渐下降的。这可能是由于随着个体年龄的增加，其身体机能逐步下降，器官也开始慢慢地老化与衰竭。因此，随着个体年龄的提高，居民的身体健康呈现明显的下降趋势。

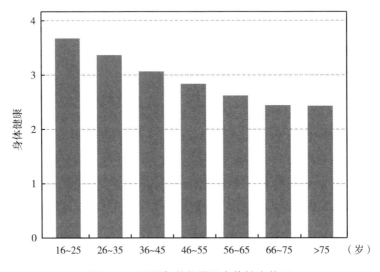

图 4 - 1　不同年龄段居民身体健康状况

　　图 4 - 2 表明，16 ~ 25 岁的居民心理健康的均值为 26.729。26 ~ 35 岁居民心理健康的均值为 26.639。年龄大于 75 岁居民心理健康水平的均值为 25.686。总体来看，随着年龄的提升，居民心理健康状况是下降的，但其下降趋势不如身体健康的下降趋势明显。这可能是由于，随着个体年龄的提高，其承担的责任更多、压力更大。但相较于年轻的个体而言，随着年龄的提升，经历的事情越多，其心理自我调节的能力可能也越强。因此，年龄的增加既可能会给个体的心理健康带来正向促进作用，也有可能给个体心理健康带来负向影响。因此，随着年龄的提升，个体心理健康水平下降趋势不如身体健康那么明显。

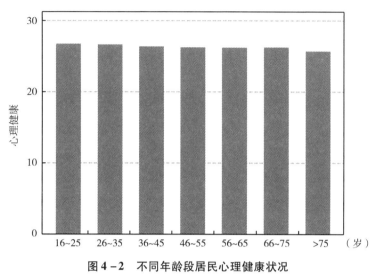

图 4 - 2　不同年龄段居民心理健康状况

4.1.2　不同户籍居民健康状况分布

表 4 - 1 报告了不同户籍居民身体健康以及心理健康状况的均值。其中，城镇居民身体健康水平的均值为 2.955，大于农村居民身体健康水平的均值。同时，T 检验结果的 P 值小于 0.001，在 1% 显著性水平上显著。说明城镇居民身体健康状况均值大于农村居民在统计上是显著的。城镇居民心理健康状况得分的均值为 27.409，大于农村地区居民心理健康状况的均值，且 T 检验结果的 P 值小于 0.001，在 1% 显著性水平上显著。综上可知，相较于农村地区而言，城镇居民的身体健康以及心理健康水平要更高。

表 4 -1　　　　　　　　　不同户籍居民健康状况比较结果

户籍	身体健康	心理健康
全样本	2.939	26.988
城镇	2.955	27.409
农村	2.925	26.615
T 检验 P 值	0.000 ***	0.000 ***

注：*** 表示 1% 的显著性水平。

4.1.3　不同地域居民健康状况分布

表4-2报告了不同地域居民健康状况的分布。其中，西部地区居民身体健康得分的均值为2.908，小于中部以及东部地区居民身体健康的均值。此外，西部地区居民心理健康状况得分的均值为26.143，小于中部以及东部地区居民心理健康得分的均值。这可能是由于中部以及东部地区的医疗水平更高以及医疗服务更为便利所致。因此，中部以及东部地区居民身体健康以及心理健康状况整体而言要高于西部地区。

表4-2　　　　　　　不同地域居民健康状况比较结果

地域	身体健康	心理健康
全样本	2.939	26.988
西部	2.908	26.143
中部	2.948	27.170
东部	2.953	27.419

4.1.4　不同受教育程度居民健康状况分布

表4-3报告了不同受教育程度居民健康状况的分布。其中，专科及以上群体身体健康得分的均值为3.144，大于受教育程度低（学历为专科以下）的那部分居民身体健康状况的均值。此外，受教育程度高的居民心理健康得分的均值高于受教育程度低的群体。同时，T检验结果的P值均小于0.001。综上可知，相较于受教育程度低的居民而言，受教育程度高的居民其健康状况更好。

表4-3　　　　　　不同受教育程度居民健康状况比较结果

受教育程度	身体健康	心理健康
全样本	2.939	26.988
专科及以上	3.144	27.558
专科以下	2.703	26.368
T检验P值	0.000 ***	0.000 ***

注：*** 表示1%的显著性水平。

4.2 家庭财富现状分析

4.2.1 不同户籍及不同受教育程度居民财富状况分布

表 4-4 报告了不同户籍以及不同受教育程度居民其家庭财富分布情况。从整体来看，全体居民净财富的均值为 445160.6 元。城镇地区居民财富的均值为 717129.4 元，农村地区居民财富的均值为 201921.3 元。城镇地区居民财富的均值是农村地区居民财富均值的 3 倍有余。同时，T 检验结果也表明农村地区居民财富的均值与城镇地区居民财富均值存在显著差异，说明城镇地区居民财富水平高于农村地区居民财富水平在统计上显著。这可能是由于城镇地区房价远高于农村地区，并且我国城镇居民收入也远高于农村居民。因此，我国城镇地区居民财富要远高于农村地区。

表 4-4　　　　　不同户籍及不同受教育程度居民家庭财富状况比较结果　　　　单位：元

户籍	家庭财富	受教育程度	家庭财富
全样本	445160.6	全样本	445160.6
城镇	717129.4	大专及以上	1054589
农村	201921.3	大专以下	380117.9
T 检验 P 值	0.000 ***	T 检验 P 值	0.000 ***

注：*** 表示 1% 的显著性水平。

分析不同受教育程度居民财富水平可知，受大专及以上教育居民财富水平的均值为 1054589 元，远高于大专以下居民家庭财富水平（高出接近 2 倍）。其 T 检验结果的 P 值小于 0.001，说明受大专及以上居民财富与受教育程度为大专以下居民其财富水平存在显著差异。事实上，受教育程度高的居民，其收入往往更高，且更容易购买股票、基金参与金融市场获得财产性收入进而积累财富。因此，相较于受教育程度低的居民而言，受教育程度高的个体家庭财富积累更多。

4.2.2　不同地域家庭财富状况分布

表4-5报告了不同地区家庭财富的分布状况。其中，东部地区家庭财富水平的均值最高，为727038.9元。中部地区家庭财富水平的均值为287191.8元。西部地区家庭财富水平为214274.5元，要远低于东部以及中部地区。具体来看，东部地区家庭财富水平的均值是中部和西部地区家庭财富水平均值的3倍左右。究其原因，可能是由于相较于西部和中部地区而言，东部地区经济发展水平更高，人均收入也更高。同时，东部地区房价平均而言也高于中部和西部地区。因此，相较于西部和中部地区而言，东部以及地区家庭财富水平更高。

表4-5　　　　　　　不同地域家庭财富状况比较结果　　　　　　　单位：元

户籍	家庭财富
全样本	445160.6
东部	727038.9
中部	287191.8
西部	214274.5

4.2.3　不同年龄居民的家庭财富状况分布

图4-3报告了不同年龄段居民家庭财富分布情况[①]。16~25岁居民财富的均值为462992.1元。26~35岁居民家庭财富的均值高于16~25岁居民。36~45岁居民家庭财富均值为687053.4元。46~55岁居民其家庭财富的均值为494154元，56~65岁居民家庭财富的均值为660978元，其均值相较于46~55岁居民家庭财富有所上升。66~75岁居民和大于75岁居民家庭财富水平的均值分别为694922.1元和644176.6元，与56~65岁居民家庭财富相差不大。这可能是由于，年龄较小的个体还在上学或刚开始

[①]　此时使用的数据是2018年CFPS，其理由详见4.1.1节。

参加工作，没有收入或收入偏低，随着时间的推移，有了一定的财富积累。但是到了 46 岁以后，其子女则到了婚嫁的年龄，受中国传统思想的影响，大部分父母都会给子女购买房屋作为婚房，而子女结婚后会组建一个新的家庭。此时，给子女购买婚房的父母（46~55 岁年龄段居民）其家庭的财富水平则会有所下降。因此 46~55 岁年龄段居民其家庭财富的均值要低于 36~45 岁以及 56~65 岁年龄段居民。在 56 岁接近退休的年龄，个体可能会考虑到自身的养老问题，会在这个阶段努力积累一些财富，在退休后其财富水平则不会有太大变化。

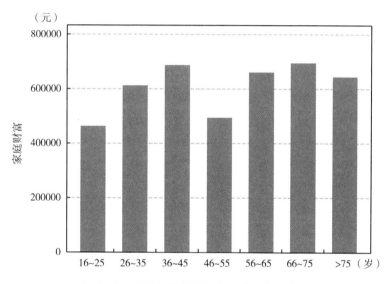

图 4 – 3　不同年龄段居民家庭财富分布情况

4.3　本章小结

　　本章基于 2012~2018 年 CFPS 数据对比了不同年龄段、不同户籍、不同地域以及不同受教育程度个体身体健康和心理健康状况。本章的分析表明，随着年龄的上升，不仅个体身体健康存在明显的下降趋势，个体心理健康也存在下降趋势；分析不同户籍个体身体健康和心理健康水平的均值可知，农村居民的身体健康和心理健康水平平均而言要低于城市居民；我国东部地区居民身体健康及心理健康状况的均值最高、中部次之、西部最低；不同受教育程度个体身体健康和心理健康状况的数据表明，受过大专及以上教育的个体其身体健康状况和心理健康状况平均而言要高于未受过大专教育的个体。

  同时，本章节还分析了家庭财富的分布情况。分析结果表明，从整体来看，全体居民净财富的均值为 445160.6 元；对比不同户籍个体家庭财富均值发现，城市家庭财富水平的均值要比农村地区家庭财富均值高出 2 倍左右。分析不同受教育程度个体其家庭财富水平的均值表明，受过大专及以上教育的个体家庭财富的均值要远高于未受过大专及以上教育的个体。东部地区家庭财富水平的均值要远高于中部及西部地区。

第5章

家庭绝对财富对居民健康的影响

本书在第3章从理论层面分析了家庭财富影响个体健康的理论基础，并从理论层面厘清了家庭绝对财富影响个体健康的机制，本章进一步基于 CFPS、CHFS、CHIP 以及 CHNS 数据考察家庭累积财富对居民身体和心理健康的短期和中长期影响。除累积财富外，家庭未预期到的财富冲击也可能对居民健康产生影响，且未预期到的财富冲击相对于累积财富而言更为外生，能更好地识别家庭财富对个体健康影响的净效应。因此，为更为全面和准确地认识家庭财富对个体健康的影响，本章还基于"房屋拆迁"以及"住房制度改革"这两个可能对家庭财富带来正向冲击的"准自然实验"，考察了财富冲击对个体身体和心理健康的影响及作用机制。

5.1 数据来源与变量介绍

5.1.1 数据来源

本章在考察家庭累积财富对个体身体及心理健康的影响时，使用了 2012～2018 年 CFPS 数据，并将其与省份层面的医疗卫生财政支出、经济发展水平以及数字普惠金融数据匹配①。在数据处理方面，本章删除了健

---

① 关于 CFPS 数据的介绍，详见章节 1.5。

康、家庭净财富、个体年龄、个体受教育程度等指标存在缺失的样本。同时，对于一些存在异常值的样本，本章也将其删除。此外，本章对家庭净财富进行了上下1%的缩尾处理。

5.1.2　变量介绍

5.1.2.1　被解释变量：身体健康

本章使用受访者的自评健康来测度居民身体健康。CFPS问卷询问了个体"您认为自己的健康状况如何"，受访者可回答"非常不好""不好""一般""好""非常好"。分别将以上五种回答赋值为1~5分，分值越大则表明受访者身体健康状况越好。

5.1.2.2　被解释变量：心理健康

本章通过CFPS数据中的流调中心抑郁量表来对个体心理健康进行测度①。CFPS公布的2010年数据仅包含了6题的CES-D量表。为了更为详细地测度受访者的心理健康状况。CFPS公布的2012年的数据包含了20题的CES-D量表。但问卷访问人员的反馈表明，由于需要回答的题目太多，受访者对20题的CES-D量表接受度并不高。因此，2014年CFPS问卷对心理健康有关问题的调查同2010年一样，只询问了受访者6道相关题目。为了兼顾受访者的接受度以及测度的准确性，2016年以及2018年的CFPS在对个体心理健康进行调查时，均采用精简的8题CES-D量表。考虑到2010年和2014年只包含6题的CES-D量表。2012年、2016年以及2018年包含了完整的8题的CES-D量表。相较于6题的CES-D量表，使用8题的CES-D量表能更为全面地测度个体心理健康。因此，本章在考察家庭财富对居民心理健康影响的时候，只使用了2012年、2016年以及2018年的CFPS数据。

8题的CES-D量表选取了8个有关心理健康的题目来对个体的心理

①　关于CES-D量表的介绍，本书在章节1.2关键概念界定这一小节给了详细的说明。

健康状况进行测度①。通过将每个子变量进行加总，即可得到个体心理健康状况，分值越大则表明个体心理健康状况越好。为保证财富对心理健康影响估计结果的稳健性，本书在后面进一步使用因子分析以及主成分分析来测度个体心理健康状况，所得结论依然稳健。

5.1.2.3　核心解释变量：家庭财富

本节的核心解释变量为家庭净财富。CFPS 问卷询问了个体家庭的房产价值、家庭现金存款、家庭股票、基金、债券、黄金、金融衍生品等金融资产、亲戚朋友的欠款等有关财富的信息。此外，CFPS 问卷还包含了有关家庭房产负债、亲朋好友借款等有关借贷的信息。本章通过问卷计算出家庭的金融资产以及非金融资产的总和，然后再计算出家庭总负债，并将金融资产以及非金融资产的总和减去家庭的总负债，进而得到家庭净财富。值得注意的是，本章的研究并未包含家用电器、汽车以及一些难以用数值量化的财富。考虑到通货膨胀可能会对估计结果造成影响，本章在后续分析中，以 2012 年为基期，使用消费价格指数对家庭财富进行平减。

5.1.2.4　控制变量

由于遗漏变量会导致内生性问题。因此，在估计家庭财富对居民健康的影响时，还应加入控制变量。对于控制变量的选取，本章选取居民的个体特征、家庭特征以及省份层面的一些控制变量。具体而言，本章控制了年龄、受教育程度、婚姻状况、户籍以及是否吸烟等个体特征变量。家庭特征变量方面，本章控制了家庭规模。关于省份层面的经济特征，本章控制了省份层面的医疗卫生财政支出、经济发展水平。此外，数字金融通过将金融与数字技术相结合，相较于传统资本市场直接融资以及商业银行间

---

①　CFPS 问卷询问的 8 个问题分别为过去一周以来以下感受或行为的发生频率：（1）我感到情绪低落；（2）我觉得做任何事都很费劲；（3）我的睡眠不好；（4）我感到愉快；（5）我感到孤独；（6）我生活快乐；（7）我感到悲伤难过；（8）我觉得我无法继续我的生活。受访者可回答：a. 几乎没有（不到一天）；b. 有些时候（1～2 天）；c. 经常有（3～4 天）；d. 大多数时候有（5～7 天）。对于（1）、（2）、（3）、（5）、（7）、（8）这六道题，a、b、c、d 回答分别赋值为 4、3、2、1。第（4）题和第（6）题 a、b、c、d 回答分别赋值为 1、2、3、4。以上处理即可保证受访者得分越高，其心理健康状况越好。

接融资而言，其具有交易成本低、不受地域限制、触达便捷、覆盖面广等特点（王海燕等，2021）。鉴于此，数字金融的发展可能有助于缓解居民的融资约束，使得居民在生病住院时能及时获得资金，减少心理压力，进而提高居民的心理和身体健康。因此，本章进一步控制了数字普惠金融发展状况。参照郭峰等（2020）的研究，本章使用数字普惠金融发展指数作为数字普惠金融发展的代理变量。

对于个体层面控制变量的测度方法如下：CFPS 数据报告了个体的具体出生年份，根据问卷调研年份以及个体出生年份，可计算得到个体的年龄。本章根据受访者已完成的最高学历来推断个体的受教育年限①。对于婚姻状况，CFPS 问卷询问了个体"请问您当前的婚姻状态是?"，受访者可回答"未婚""有配偶（在婚）""同居""离婚"或"丧偶"。若个体的回答为"有配偶（在婚）"，则认为受访者已婚，婚姻状况赋值为 1，否则赋值为 0。关于户籍变量的测度，若个体是农村户籍赋值为 0，是城市户口则赋值为 1。个体的收入则是以个体每年总收入作为其代理变量。对于是否吸烟这一变量，若个体吸烟，则吸烟变量赋值为 1，否则赋值为 0。

对家庭层面及省份层面控制变量的测度如下：对于家庭规模，CFPS 询问了个体家庭总人口数，若家庭总人口数越多则认为家庭规模越大。对于经济发展水平的测度，本章使用省份层面的 GDP 作为经济发展水平的代理变量②。考虑到个体收入、医疗卫生财政支出以及经济发展水平的数值较大，本章对个体收入、医疗卫生财政支出和经济发展水平做了对数化处理。表 5 - 1 给出了各变量的变量名称、变量定义及单位。

---

① CFPS 问卷询问了个体"您完成的最高学历是什么?"，受访者可回答"文盲/半文盲""小学""初中""高中/中专/技校/职高""大专""大学本科""硕士""博士"。若个体的回答为"文盲/半文盲""小学""初中""高中/中专/技校/职高""大专""大学本科""硕士""博士"则个体受教育年限变量分别赋值为 0、6、9、12、15、16、19、22。

② 鉴于 CFPS 数据仅公开了个体或家庭所在的具体省份信息以及村/居编码，并未给出具体的县和城市层面的具体信息。因此，无法将城市或者县级层面的人均 GDP 与个体的健康状况相匹配。本章只能做到将省份层面的经济发展水平与个体的信息进行匹配。

表 5 – 1　　　　　　　　　　　　　　变量定义

变量类型	变量名称	变量说明	单位
被解释变量	身体健康	自评健康，介于 1～5，分值越大代表越健康	—
	心理健康	基于 8 题的 CES – D 量表，通过直接加总问卷得分计算所得，分值越大则表明个体心理越健康	—
核心解释变量	家庭财富	家庭净财富	十万元
控制变量	年龄	受访者受访年份减去其出生年份	—
	受教育程度	受教育年限	年
	婚姻状况	已婚赋值为 1，否则赋值为 0	—
	户籍	城镇户籍赋值为 1，农村户籍赋值为 0	—
	收入	个体每年总收入（取对数）	元
	是否吸烟	吸烟赋值为 1，否则赋值为 0	—
	家庭规模	家庭人口总数	人
	医疗卫生财政支出	省份层面医疗卫生财政支出（取对数）	元
	经济发展水平	省份人均 GDP（取对数）	元/人
	数字普惠金融发展	省份层面普惠金融指数（取对数）	—

5.1.3　实证所用变量描述性统计分析

表 5 – 2 报告了被解释变量个体身体健康、心理健康、解释变量家庭财富以及年龄、受教育程度、婚姻状况等控制变量的描述性统计分析结果。表 5 – 2 各变量描述性统计分析结果表明，心理健康的有效样本量为71155，之所以心理健康的样本量少于身体健康等其他控制变量的样本量，是由于 2014 年 CFPS 问卷并未包含 8 题的 CES – D 量表。因此，心理健康的样本量要比其余变量少 23603 个。心理健康的均值为 26. 988，其最小值为 8，最大值为 32，不存在异常值。身体健康的有效样本量为 94758，其均值为 2. 939，说明居民身体健康整体水平并不算特别高。家庭净财富的均值为 4. 452（44. 52 万元），最小值为 – 737. 064，最大值为 926. 859，说明不同家庭财富水平存在较大差异。受教育程度的均值为 7. 138，说明我国居民整体受教育程度并不高。户籍的均值为 0. 472，说明接近 48% 的居民是城镇居民，城镇居民和农村居民占比相当。吸烟这一变量的均值为

0.297，表明有 29.7% 的居民会吸烟。

表 5 - 2 描述性统计分析

变量	样本量	均值	标准差	最小值	最大值
心理健康	71155	26.988	3.908	8.000	32.000
身体健康	94758	2.939	1.227	1.000	5.000
家庭财富	94758	4.452	14.726	-737.064	926.859
年龄	94758	53.154	19.351	16.000	120.000
受教育程度	94758	7.138	4.944	0.000	22.000
婚姻状况	94758	0.828	0.377	0.000	1.000
户籍	94758	0.472	0.499	0.000	1.000
收入	94758	3.191	4.666	0.000	16.148
吸烟	94758	0.297	0.457	0.000	1.000
家庭规模	94758	4.302	1.989	1.000	21.000
医疗财政支出	94758	24.419	0.533	22.599	25.670
经济发展	94758	10.739	0.417	9.889	11.851
普惠金融	94758	5.238	0.419	4.329	5.934

5.2 计量模型与估计结果

5.2.1 计量模型

本章首先使用双向固定效应模型来考察家庭财富对居民身体健康及心理健康的影响①。具体的模型设定如下：

---

① 尽管被解释变量身体健康是一个有序变量，为方便后文考虑家庭财富内生性，使用两阶段最小二乘估计家庭财富对个体健康的影响，本书依然将其视为连续性变量来进行分析。事实上，已有研究表明，在大样本情况下，将被解释变量视为有序的离散变量以及连续性变量得到的估计系数方向与显著性水平不会有太大差异（王大哲等，2022；Zhang et al.，2022）。此外，为保证本章估计结果的稳健性，本章在稳健性检验处还将身体健康视为一个有序变量，使用 IV - Order - Probit 模型来考察家庭财富对个体身体健康的影响。

$$y_{it} = \alpha + \lambda wealth_{it} + \beta X + \mu_i + \lambda_t + \varepsilon_{it} \qquad (5-1)$$

其中，y_{it} 代表被解释变量个体的身体健康或心理健康。α 代表模型估计的常数项。$wealth_{it}$ 为核心解释变量家庭净财富。λ 代表家庭财富对个体身体健康或心理健康影响的估计系数。X 代表个体年龄、婚姻状况、受教育程度、户籍、收入、是否吸烟、家庭规模、医疗卫生财政支出、经济发展水平、数字普惠金融发展等控制变量。β 代表控制变量的估计系数向量。μ_i 代表不随时间变化的个体效应；λ_t 代表时间效应；ε_{it} 代表既随时间变化又随个体变化的随机误差项。

5.2.2　相关分析

本章通过相关分析初步探讨家庭财富与个体身体健康以及心理健康的关系①。表 5-3 相关分析结果表明，家庭财富与居民身体健康以及心理健康的相关系数分别为 0.0666 和 0.1086，均正向显著。相关分析结果表明家庭财富可能会对居民身体健康及心理健康产生显著正向影响。为剖析家庭财富与居民身体健康及心理健康的因果关系，本章将在后面进一步建立计量模型来考察家庭财富对居民身体健康及心理健康的影响。

表 5-3　　　　　　　　　相关分析矩阵

变量	身体健康	心理健康	家庭财富
身体健康	1		
心理健康	0.3092 ***	1	
家庭财富	0.0666 ***	0.1086 ***	1

注：*** 表示 1% 的显著性水平。

5.2.3　回归结果

本章进一步使用双向固定效应模型考察家庭财富对居民身体和心理健

---

①　由于控制变量较多，所以本章并未报告各控制变量相关分析结果。

康的影响。在考察家庭财富对个体身体及心理健康影响之前，本章还进行了多重共线性检验，多重共线性检验结果表明各变量方差膨胀因子都小于10，不存在多重共线性问题①。表5-4报告了家庭财富对居民身体健康及心理健康的影响。表5-4第（1）列报告了未加入控制变量的估计结果。表5-4第（1）列家庭财富对个体身体健康影响的估计系数为0.0180，在1%显著性水平上正向显著，与相关分析结论一致。在加入控制变量后，家庭财富对居民身体健康影响的估计系数为0.0182，进一步说明家庭财富能对居民身体健康产生显著正向影响。分析第（2）列家庭财富对个体身体健康影响的估计系数大小可知，家庭财富每提高10万元，个体的自评健康得分会提高0.0182分。为进一步考察家庭财富对居民身体健康的非线性影响，本章在第（2）列模型的基础上加入了家庭财富的平方项。由表5-4第（3）列家庭财富平方的估计系数可知，家庭财富平方项的估计系数负向显著，说明家庭财富对居民身体健康存在倒"U"形影响。也即，当家庭财富到达某个阈值后，家庭财富对居民身体健康反而存在显著的负效应。这与金顿和史密斯（Kington and Smith, 1997）以及余丹等（2021）研究所得结论一致。

表5-4　　　　　　　家庭财富对居民身体健康和心理健康的影响

变量	(1) 身体健康	(2) 身体健康	(3) 身体健康	(4) 心理健康	(5) 心理健康	(6) 心理健康
家庭财富	0.0180*** (0.0012)	0.0182*** (0.0012)	0.0159*** (0.0027)	0.0132*** (0.0042)	0.0096** (0.0043)	0.0368*** (0.0103)
家庭财富平方			-0.0003*** (0.0001)			-0.0009*** (0.0003)
年龄		-0.0010 (0.0012)	-0.0010 (0.0012)		-0.0038 (0.0044)	-0.0037 (0.0044)
受教育程度		-0.0067 (0.0042)	-0.0067 (0.0042)		-0.0015 (0.0208)	-0.0021 (0.0208)

---

① 多重共线性检验结果报告于附表5-1。

续表

变量	(1) 身体健康	(2) 身体健康	(3) 身体健康	(4) 心理健康	(5) 心理健康	(6) 心理健康
婚姻状况		-0.0433 * (0.0243)	-0.0431 * (0.0243)		0.9585 *** (0.1075)	0.9567 *** (0.1075)
户籍		-0.0127 (0.0234)	-0.0119 (0.0235)		-0.2613 *** (0.0897)	-0.2729 *** (0.0897)
收入		0.0004 (0.0010)	0.0004 (0.0010)		0.0033 (0.0041)	0.0029 (0.0041)
吸烟		0.0419 ** (0.0206)	0.0419 ** (0.0206)		-0.1571 * (0.0826)	-0.1566 * (0.0826)
家庭规模		0.0021 (0.0042)	0.0022 (0.0042)		0.0503 *** (0.0158)	0.0485 *** (0.0158)
医疗财政支出		-0.0957 (0.0669)	-0.0960 (0.0669)		0.0018 (0.2705)	0.0012 (0.2696)
经济发展		0.0638 (0.0523)	0.0634 (0.0523)		0.7774 *** (0.2106)	0.7741 *** (0.2101)
普惠金融		0.0425 (0.0745)	0.0481 (0.0747)		0.0247 (0.2585)	-0.0371 (0.2595)
个体固定效应	是	是	是	是	是	是
时间固定效应	是	是	是	是	是	是
常数项	2.8264 *** (0.0071)	4.3878 *** (1.4446)	4.3754 *** (1.4446)	27.2893 *** (0.0232)	18.3487 *** (5.6605)	18.6499 *** (5.6442)
样本量	94758	94758	94758	71155	71155	71155
拟合优度	0.0096	0.0099	0.0099	0.0348	0.0392	0.0395

注：（1） * 、 ** 、 *** 分别表示10%、5%和1%的显著性水平；（2）括号里面报告了系数聚类标准误（聚类到个体）。

　　表5-4第（4）列~第（6）列报告了家庭财富对居民心理健康的影响。表5-4第（4）列估计结果表明，在未加入控制变量的情况下，家庭财富对居民心理健康影响的估计系数正向显著。表5-4第（5）列估计结果显示，加入控制变量后，家庭财富对居民心理健康影响的估计系数依然正向显著，进一步说明家庭财富能对居民心理健康产生显著的正

向影响。分析第（5）列家庭财富对个体心理健康影响的估计系数大小可知，家庭财富每提高 10 万元，个体的心理健康得分会提高 0.0096 分。表 5-4 第（6）列家庭财富平方的估计系数为 -0.0009，在 1% 显著性水平上负向显著，说明家庭财富对居民心理健康的影响并非线性，而是存在倒 "U" 形的影响[①]。这与赫德和卡普坦（Hurd and Kapteyn, 2003）研究所得结论一致。其原因可能有两点：首先，部分个体为了实现财富积累，可能会从事一些高风险高回报的职业，而这会使得个体压力增大，进而影响个体心理健康（Graham et al., 2017）。其次，高收入群体和低收入群体的目标不一样，高收入群体更不容易满足，其要求更高，更容易产生心理问题。

5.2.4 考虑家庭财富的内生性问题

在估计家庭财富对居民身体健康及心理健康的影响时，可能存在内生性问题。尽管家庭财富可能通过不同途径影响个体的身体健康和心理健康，但个体的身体健康和心理健康也会影响家庭的收入与支出，进而对家庭财富造成影响，产生互为因果问题。此外，个体对自身健康水平的高估或低估造成的测量误差问题也可能使得本章在估计家庭财富对居民身体健康以及心理健康的影响时存在偏差。本章选取了在存在异方差情况下也同样适用的杜宾—吴—豪斯曼检验（Durbin - Wu - Hausman Test, DWH）来检验家庭财富这一变量的内生性。以身体健康和心理健康分别作为被解释变量，杜宾—吴—豪斯曼检验结果的 P 值均小于 0.001，说明家庭财富确实是内生的。为缓解在估计家庭财富与居民健康因果关系时所存在的内生性问题，本章使用两阶段最小二乘（2SLS）来估计家庭财富对居民身体健康以及心理健康的影响。

要使用两阶段最小二乘来进行因果推断，就不可避免要找到家庭财富

---

① 为了更加严谨地证明家庭财富和个体健康存在倒 "U" 形关系，本章参考林德和梅勒姆（Lind and Mehlum, 2010）的研究使用 utest 命令进行了统计检验（该检验的原假设为不存在倒 "U" 形影响），该检验结果的 P 值均小于 0.001，拒绝了原假设，进一步证明了家庭财富对个体健康的影响呈倒 "U" 形。

的工具变量。作为家庭财富的工具变量需要保证与家庭财富有较强的相关性，也即不存在弱工具变量问题。此外，工具变量还需满足外生性。对于工具变量的选取，本章参照尹志超（2015）、李庆海等（2018）、布赫—科南和卢萨尔迪（Bucher - Koenen and Lusardi，2011）、张等（Zhang et al.，2022）的研究，本章选取同一村/居内除自身家庭外，其他家庭财富水平的均值作为家庭财富水平的工具变量。由于单个家庭财富可能会受到同一村/居其他家庭财富水平的影响，而同一村/居其他家庭财富水平的均值，是某个体或某个家庭难以控制的。因此，同一村/居其他家庭财富水平的均值相较于某一单个家庭而言是比较外生的。综上可知，选取除单个家庭外，同一村/居其他家庭财富水平的均值作为家庭财富的工具变量是合理的。

为检验是否存在弱工具变量问题，本章进行了"名义显著性水平"为5%的沃德（Wald）检验，以身体健康和心理健康分别作为被解释变量，沃德（Wald）检验的"最小特征统计量"分别为54037.5和40863，远大于临界值8.96，表明不存在弱工具变量问题。同时，以身体健康和心理健康分别作为被解释变量，两阶段最小二乘第一阶段的F值分别为1646.29和1652.2，远远大于10的经验值，且第一阶段工具变量系数显著为正（在1%显著性水平上显著），进一步说明了该工具变量不是弱工具变量。此外，本章还使用了对弱工具变量更不敏感的有限信息最大似然法（LIML）进行估计，表5-5第（3）列和第（4）列的系数估计值与2SLS估计结果一致，这也从侧面印证了不存在弱工具变量问题。

表5-5报告了选用两阶段最小二乘估计得到的家庭财富对居民身体健康及心理健康的影响。表5-5第（1）列和第（2）列估计结果表明，在考虑内生性后，家庭财富对居民身体健康和心理健康影响的估计系数分别为0.004和0.0177，均正向显著。以上结论说明即使考虑了内生性，家庭财富对居民身体健康以及心理健康均有显著正向影响。值得注意的是，本章以表5-5第（1）列和第（2）列考虑了内生性的结果作为基准回归结果，并在此基础上进一步考察家庭财富影响居民身体健康及心理健康的稳健性、异质性及作用机制。

表5-5　　　　家庭财富对居民身体健康及心理健康的影响（考虑内生性）

变量	（1）	（2）	（3）	（4）
	2SLS		LIML	
	身体健康	心理健康	身体健康	心理健康
家庭财富	0.0040 ***	0.0177 ***	0.0040 ***	0.0177 ***
	(0.0013)	(0.0045)	(0.0013)	(0.0045)
年龄	-0.0205 ***	-0.0025 **	-0.0205 ***	-0.0025 **
	(0.0003)	(0.0012)	(0.0003)	(0.0012)
受教育程度	0.0151 ***	0.1121 ***	0.0151 ***	0.1121 ***
	(0.0012)	(0.0043)	(0.0012)	(0.0043)
婚姻状况	-0.0512 ***	1.0495 ***	-0.0512 ***	1.0495 ***
	(0.0123)	(0.0500)	(0.0123)	(0.0500)
户籍	-0.0186 *	0.2506 ***	-0.0186 *	0.2506 ***
	(0.0109)	(0.0388)	(0.0109)	(0.0388)
收入	0.0086 ***	0.0169 ***	0.0086 ***	0.0169 ***
	(0.0009)	(0.0033)	(0.0009)	(0.0033)
吸烟	0.1663 ***	0.4084 ***	0.1663 ***	0.4084 ***
	(0.0105)	(0.0367)	(0.0105)	(0.0367)
家庭规模	0.0206 ***	0.0482 ***	0.0206 ***	0.0482 ***
	(0.0025)	(0.0091)	(0.0025)	(0.0091)
医疗财政支出	0.0626 ***	0.3238 ***	0.0626 ***	0.3238 ***
	(0.0117)	(0.0407)	(0.0117)	(0.0407)
经济发展	0.2339 ***	1.0041 ***	0.2339 ***	1.0041 ***
	(0.0230)	(0.0789)	(0.0230)	(0.0789)
普惠金融	-0.6155 ***	-0.7548 ***	-0.6155 ***	-0.7548 ***
	(0.0625)	(0.2007)	(0.0625)	(0.2007)
时间固定效应	是	是	是	是
常数项	2.9231 ***	10.3992 ***	2.9231 ***	10.3992 ***
	(0.2914)	(1.0142)	(0.2914)	(1.0142)
样本量	94758	71155	94758	71155
拟合优度	0.117	0.074	0.117	0.074

注：（1） * 、 ** 、 *** 分别表示10%、5%和1%的显著性水平；（2）括号里面报告了系数聚类标准误（聚类到个体）。

5.2.5　家庭财富对居民健康影响稳健性检验

为了检验家庭财富对居民身体及心理健康影响的稳健性，本章通过控制省份—时间联合固定效应、替换健康的测度方法以及替换数据等方式进行了一系列稳健性检验。

5.2.5.1　稳健性检验一：控制省份—时间联合固定效应

第 4 章在估计家庭财富对居民身体健康及心理健康影响时控制了时间固定效应。考虑到一些省份随时间变化的一些因素也可能会对居民身体健康及心理健康产生影响。因此，参考刘瑞明等（2020）的研究，本章进一步控制了省份—时间联合固定效应。分析表 5 - 6 第（1）列和第（2）列控制了省份—时间联合固定效应的估计结果可知，家庭财富对居民身体健康及心理健康影响的估计系数分别为 0.0065 和 0.0479，依然正向显著，进一步说明了家庭财富对居民身体健康和心理健康有显著正向影响。

表 5 - 6　　　　　　　　控制省份—时间联合固定效应估计结果

变量	（1）	（2）
	身体健康	心理健康
家庭财富	0.0065 ***	0.0479 ***
	(0.0018)	(0.0062)
年龄	- 0.0207 ***	- 0.0045 ***
	(0.0003)	(0.0012)
受教育程度	0.0129 ***	0.1003 ***
	(0.0013)	(0.0045)
婚姻状况	- 0.0614 ***	1.0111 ***
	(0.0123)	(0.0497)
户籍	- 0.0130	0.1543 ***
	(0.0113)	(0.0400)
收入	0.0093 ***	0.0183 ***
	(0.0009)	(0.0033)

续表

变量	(1)	(2)
	身体健康	心理健康
吸烟	0.1682 ***	0.4271 ***
	(0.0104)	(0.0364)
家庭规模	0.0249 ***	0.0654 ***
	(0.0025)	(0.0092)
医疗财政支出	0.2530	0.0452
	(0.2378)	(0.2905)
经济发展	0.1702	2.3890 ***
	(0.1102)	(0.3492)
普惠金融	− 0.3952 ***	− 2.6625 ***
	(0.0906)	(0.3886)
个体固定效应	是	是
时间固定效应	是	是
省份—时间联合固定效应	是	是
常数项	− 2.0960	11.1165 *
	(4.9605)	(6.7448)
样本量	94758	71155
拟合优度	0.126	0.089

注：（1） * 、** 、*** 分别表示10%、5%和1%的显著性水平；（2）括号里面报告了系数聚类标准误（聚类到个体）。

5.2.5.2 稳健性检验二：健康状况度量指标的更替

上面将被解释变量身体健康视为一个连续性变量，本章在此处将身体健康视为一个有序变量并参考连玉君（2015）的研究，使用 IV - Order - Probit 模型考察家庭财富对个体身体健康的影响。表 5 - 7 第（1）列 IV - Order - Probit 模型估计结果表明家庭财富对个体身体健康有显著正向影响，与上面估计结果一致。此外，本章在此部分定义了两个虚拟变量来表征个体的身体健康和心理健康状况。具体而言，若居民身体健康状况的回答为"非常好"和"好"，则认为个体身体健康状况良好，此时表征个体身体健康状况的虚拟变量赋值为1，否则赋值为0。对于心理健康虚拟变量的构建，若个体的心理健康水平大于全体居民健康状况的均值，则心理健康虚拟变量赋值为1，否则赋值为0。由于此时被解释变量身体健康及心理健康都变成了虚拟变量。因此，本章在此部分选取 IV – Probit 模型来考察家庭财富对居民身体健康和心理健康的影响。由表 5 – 7 第（2）列和第（3）列家庭财富对居民身体健康及心理健康影响估计结果可知，家庭财富对身体健康和心理健康影响的估计系数分别为 0.0071 和 0.0057，均正向显著，进一步说明上面家庭财富对居民健康有正向影响这一结论是稳健的。

表 5 – 7 　　　　　　　　　稳健性检验估计结果

变量	（1）身体健康	（2）身体健康	（3）心理健康	（4）心理健康	（5）心理健康
家庭财富	0.0052 *** (0.0009)	0.0071 *** (0.0014)	0.0057 *** (0.0015)	0.0037 *** (0.0008)	0.0036 *** (0.0009)
年龄	− 0.0189 *** (0.0003)	− 0.0176 *** (0.0003)	0.0009 *** (0.0004)	− 0.0019 *** (0.0002)	− 0.0015 *** (0.0003)
受教育程度	0.0127 *** (0.0008)	0.0305 *** (0.0011)	0.0287 *** (0.0012)	0.0186 *** (0.0007)	0.0241 *** (0.0009)
婚姻状况	− 0.0438 *** (0.0094)	− 0.0650 *** (0.0122)	0.2553 *** (0.0133)	0.1479 *** (0.0084)	0.1932 *** (0.0102)
户籍	− 0.0226 *** (0.0077)	0.0068 (0.0100)	0.0851 *** (0.0110)	0.0416 *** (0.0067)	0.0526 *** (0.0081)
收入	0.0079 *** (0.0008)	0.0135 *** (0.0011)	0.0044 *** (0.0012)	0.0017 *** (0.0006)	0.0036 *** (0.0007)
吸烟	0.1579 *** (0.0076)	0.1397 *** (0.0097)	0.1325 *** (0.0105)	0.0572 *** (0.0063)	0.0751 *** (0.0076)
家庭规模	0.0159 *** (0.0019)	0.0105 *** (0.0024)	0.0090 *** (0.0026)	0.0053 *** (0.0016)	0.0083 *** (0.0019)
医疗财政支出	0.0626 *** (0.0081)	0.0156 (0.0104)	0.0853 *** (0.0114)	0.0659 *** (0.0070)	0.0645 *** (0.0084)
经济发展	0.2029 *** (0.0176)	0.2264 *** (0.0226)	0.3041 *** (0.0245)	0.1967 *** (0.0139)	0.2217 *** (0.0165)
普惠金融	− 0.5801 *** (0.0543)	− 0.7349 *** (0.0690)	− 0.2547 *** (0.0713)	− 0.2156 *** (0.0376)	− 0.2236 *** (0.0422)
时间固定效应	是	是	是	是	是
常数项		1.8951 *** (0.2736)	− 4.5738 *** (0.2909)	− 2.8405 *** (0.1755)	− 3.1781 *** (0.2092)
样本量	94758	94758	71155	71155	71155

注：（1）*** 表示 1% 的显著性水平；（2）括号里面报告了系数聚类标准误（聚类到个体）。

对于心理健康状况的测度，上面通过将个体对每个有关心理健康状况子指标的得分进行加总来测度个体心理健康水平。为缓解直接将各子指标加总所带来的测量误差，本章在此处分别采用因子分析中的极大似然估计法以及主成分分析来度量个体的心理健康。由于个体身体健康并没有相应的子指标（没有关于个体身体健康的量表），所以无法采用因子分析和主成分分析来测度个体身体健康状况。在进行因子分析以及主成分分析之前，本章进行了 KMO 检验，无论是因子分析还是主成分分析，KMO 检验的值均大于 0.8。Bartlett 球型检验的结果均在 1% 的显著性水平上拒绝变量间不相关的原假设。Cronbach alpha 均大于 0.7。以上结果均说明通过因子分析及主成分分析来度量居民的心理健康是合适的。通过主成分分析和因子分析能得到居民心理健康得分，若分值越高，则表明其心理健康状况越好。表 5 - 7 第（4）列和第（5）列分别报告了使用因子分析和主成分分析度量个体心理健康后，家庭财富对个体心理健康影响的估计结果。表 5 - 7 第（4）列和第（5）列家庭财富对个体心理健康影响的估计系数均正向显著，进一步证明了家庭财富对居民心理健康影响估计结果的稳健性。

5.2.5.3 稳健性检验三：替换数据

中国家庭金融调查数据（CHFS）包含了 29 个省份 67 个县（区/县级市）、1481 个社区、40000 多户家庭的相关信息，样本量大，有很好的代表性。因此，本章进一步使用 2013 ~ 2019 年 CHFS 的数据考察家庭财富对居民健康的影响，进而验证上面估计结果的稳健性。由于 CHFS 并未包含个体心理健康的相关数据，本章在此处只检验了家庭财富对居民身体健康影响的稳健性，而并未考察家庭财富对居民心理健康的影响。同时，考虑到 CHFS 有关家庭规模的变量样本缺失太多，且该数据并未包含个体吸烟的有关信息。因此，本章在使用 CHFS 考察家庭财富对居民身体健康的影响时，并未加入家庭规模以及个体是否吸烟这两个变量。同时，由于普惠金融指数只更新到 2018 年，所以在加入了普惠金融控制变量后回归使用的样本量有所减少。

基于 2013 ~ 2019 年 CHFS 非平衡面板数据，本章分析了家庭财富对居民身体健康的影响。由表 5－8 第（1）列和第（2）列估计结果可知，无论是否加入控制变量家庭财富对居民身体健康影响的估计系数均正向显著。进一步说明了家庭财富对居民健康有显著正向影响这一结论是稳健的。

表 5－8　　　　　　　　　稳健性检验三：替换数据

变量	（1）身体健康	（2）身体健康
家庭财富	0.012 *** (0.003)	0.011 *** (0.003)
年龄		－0.011 *** (0.003)
受教育程度		0.013 *** (0.003)
婚姻状况		0.024 (0.023)
户籍		0.023 (0.023)
收入		0.013 *** (0.001)
医疗财政支出		0.159 ** (0.067)
经济发展水平		0.054 (0.061)
普惠金融		－0.042 (0.100)
时间固定效应	是	是
常数项	2.689 *** (0.007)	1.724 ** (0.824)
样本量	194073	132720
拟合优度	0.168	0.210

注：（1）** 、*** 分别表示 5% 和 1% 的显著性水平；（2）括号里面报告了系数聚类标准误（聚类到个体）。

5.3 异质性分析

考虑到家庭财富对不同受教育程度、不同年龄以及不同地域居民健康的影响可能并非同质，本章进一步考察了家庭财富对不同受教育程度、不同年龄以及不同地域居民健康影响的异质性。

5.3.1 受教育程度异质性

由于受教育程度低的居民其收入和财富积累要远低于受教育程度高的个体。相同财富水平的提高对受教育程度较低的个体带来的效用提升可能大于受教育程度较高的个体。此外，受教育程度高的个体可能不仅追求物质满足，精神需求对其来讲也十分重要。因此，财富给高受教育程度个体带来的效用可能相对受教育程度低的个体而言更小。综上可知，家庭财富可能对受教育程度较低个体健康的影响更大。

为验证以上猜想，本章将样本分为受教育程度低的样本和高受教育程度样本，分别使用两阶段最小二乘考察了家庭财富对不同受教育程度个体健康的影响①。由表5-9第（1）列和第（2）列估计结果可知，家庭财富对高受教育程度及低受教育程度个体身体健康影响的估计系数分别为0.004和0.014，均正向显著。说明家庭财富对不同受教育程度个体身体健康均有显著正向影响。对比家庭财富对不同受教育程度个体身体健康影响估计系数的大小可知，家庭财富对高受教育程度个体身体健康的影响要小于对低受教育程度个体身体健康的影响。由表5-9第（3）列~第（4）列家庭财富对不同受教育程度居民心理健康影响的估计结果可知，家庭财富对不同受教育程度个体心理健康的影响均正向显著，但家庭财富对低受教育程度个体心理健康的影响大于高受教育程度个体。综上可知，家庭财

---

① 若个体受教育程度大于全样本受教育程度的平均年限，则认为该个体为受教育程度高的个体，否则认为该个体为受教育程度低的个体。

富对低受教育程度个体健康的影响更大。这与拉施克（Raschke，2019）
研究所得结论一致。

表 5-9　　　　家庭财富对不同受教育程度居民健康的影响

变量	(1)	(2)	(3)	(4)
	身体健康		心理健康	
	高受教育程度	低受教育程度	高受教育程度	低受教育程度
家庭财富	0.004 ***	0.014 ***	0.023 ***	0.054 ***
	(0.001)	(0.003)	(0.005)	(0.011)
年龄	-0.021 ***	-0.020 ***	-0.001	-0.010 ***
	(0.000)	(0.000)	(0.002)	(0.002)
婚姻状况	-0.067 ***	-0.014	0.627 ***	1.480 ***
	(0.016)	(0.020)	(0.063)	(0.082)
户籍	-0.050 ***	0.005	0.123 **	0.434 ***
	(0.014)	(0.017)	(0.048)	(0.063)
收入	0.005 ***	0.018 ***	0.014 ***	0.042 ***
	(0.001)	(0.002)	(0.004)	(0.006)
吸烟	0.109 ***	0.237 ***	0.245 ***	0.608 ***
	(0.013)	(0.017)	(0.045)	(0.059)
家庭规模	0.013 ***	0.023 ***	-0.001	0.065 ***
	(0.003)	(0.004)	(0.012)	(0.014)
医疗财政支出	0.056 ***	0.071 ***	0.188 ***	0.481 ***
	(0.014)	(0.019)	(0.050)	(0.067)
经济发展	0.248 ***	0.205 ***	0.812 ***	1.243 ***
	(0.028)	(0.037)	(0.097)	(0.128)
普惠金融	-0.783 ***	-0.476 ***	-0.854 ***	-1.064 ***
	(0.077)	(0.101)	(0.242)	(0.335)
时间固定效应	是	是	是	是
常数项	4.053 ***	2.246 ***	18.042 ***	5.617 ***
	(0.370)	(0.446)	(1.267)	(1.587)
样本量	50637	44121	37074	34081
拟合优度	0.102	0.082	0.040	0.062

注：（1）**、***分别表示5%和1%的显著性水平；（2）括号里面报告了系数聚类标准误
（聚类到个体）。

5.3.2　年龄异质性

相对于低年龄组群体而言，年龄较大的群体其身体机能下降，心理也更加脆弱，需要更多的保养。家庭财富能给予中老年人基本的生活保障，且能有效提高中老年人生活质量，给中老年人带来安全感。而缺乏财富积累的中老年人可能需要为生活奔波和操劳，这对中老年人的身体健康和心理健康都是巨大的挑战。而对于青年个体而言，其相对于中老年人身体更为强健，更加能够适应奔波和操劳，其事业处于上升阶段，在未来有更多的机会积累财富，其对于当前家庭财富的多寡可能也不如中老年人敏感。综上所述，本章预期家庭财富对年龄较大群体健康的影响大于年龄较低的群体。

为验证以上猜想，本章按照年龄将个体分为中老年个体和青年个体，分别使用两阶段最小二乘考察了家庭财富对不同年龄段个体身体健康及心理健康的影响。表 5 - 10 家庭财富对不同年龄段个体身体健康和心理健康影响的结果表明，家庭财富对低年龄组个体身体健康影响的估计系数不显著，说明家庭财富对低年龄组个体身体健康没有显著影响。由表 5 - 10 第（2）列和第（4）列估计结果可知，家庭财富对 45 岁及以上个体身体健康和心理健康的影响均正向显著，且其对应的财富的估计系数要大于 45 岁以下样本中家庭财富的估计系数。综上可知，家庭财富对年龄较高的个体健康的影响更大。

表 5 - 10　　　　　　　家庭财富对不同年龄居民健康的影响

变量	(1)	(2)	(3)	(4)
	身体健康		心理健康	
	小于 45 岁	45 岁及以上	小于 45 岁	45 岁及以上
家庭财富	- 0.001	0.008 ***	0.012 *	0.024 ***
	(0.002)	(0.002)	(0.007)	(0.006)
受教育程度	- 0.029 ***	- 0.017 ***	- 0.021 ***	- 0.000
	(0.001)	(0.000)	(0.005)	(0.002)

续表

变量	（1）	（2）	（3）	（4）
	身体健康		心理健康	
	小于 45 岁	45 岁及以上	小于 45 岁	45 岁及以上
婚姻状况	0.010 ***	0.016 ***	0.094 ***	0.118 ***
	（0.002）	（0.001）	（0.007）	（0.005）
户籍	− 0.018	− 0.004	0.604 ***	1.378 ***
	（0.019）	（0.018）	（0.076）	（0.069）
收入	− 0.061 ***	0.001	− 0.116 **	0.414 ***
	（0.016）	（0.014）	（0.059）	（0.048）
吸烟	0.004 ***	0.014 ***	− 0.009 *	0.033 ***
	（0.001）	（0.001）	（0.005）	（0.004）
家庭规模	0.127 ***	0.190 ***	0.245 ***	0.459 ***
	（0.016）	（0.013）	（0.058）	（0.045）
医疗财政支出	0.017 ***	0.020 ***	0.043 ***	0.054 ***
	（0.004）	（0.003）	（0.014）	（0.011）
经济发展	0.034 **	0.084 ***	0.207 ***	0.422 ***
	（0.017）	（0.015）	（0.062）	（0.050）
普惠金融	0.339 ***	0.238 ***	0.722 ***	1.339 ***
	（0.042）	（0.029）	（0.160）	（0.098）
时间固定效应	是	是	是	是
常数项	5.586 ***	2.148 ***	20.282 ***	7.287 ***
	（0.541）	（0.354）	（2.176）	（1.230）
样本量	32053	62705	21023	50132
拟合优度	0.056	0.068	0.045	0.091

注：（1） * 、 ** 、 *** 分别表示 10%、5% 和 1% 的显著性水平；（2）括号里面报告了系数聚类标准误（聚类到个体）。

5.3.3　地域异质性

整体来看，西部地区无论是基础设施建设还是经济发展水平都低于东部和中部地区。同时，东部和中部地区房价平均而言也高于西部地区。因此，东部以及中部地区居民的富裕程度从整体而言要高于西部地区。按照边际效用递减规律，随着财富水平的增加，每一单位财富的增加给居民带来的效用是逐渐减少的，相同单位财富的增加给西部相对贫困居民带来的满足感要大于东部和中部地区居民。同时，财富的增加对西部地区家庭收入比较低的居民而言，可能大部分都会用于保证维持家庭正常生活，其对于健康的影响是"雪中送炭"。而对于中西部地区家庭财富水平相对较高的居民而言，家庭收入和财富的增加对居民健康的影响仅仅起到了"锦上添花"的作用。综上所述，本章认为家庭财富对西部地区居民身体健康和心理健康的影响要大于中部和东部地区居民。

为验证以上猜想，本章将样本分为西部和东中部两个子样本，分别考察了家庭财富对不同地区居民身体健康和心理健康的影响。由表 5 - 11 家庭财富的估计系数可知，家庭财富对西部地区居民身体健康和心理健康影响的估计系数均正向显著，说明家庭财富对西部地区居民身体健康和心理健康均有显著正向影响。此外，对比家庭财富对不同地区居民健康影响的估计系数大小可知，家庭财富对西部地区居民身体健康和心理健康影响的估计系数要大于中部和东部地区。综上可知，家庭财富对西部地区居民健康的影响要大于中部及东部地区。

表 5 - 11　　　　　　　家庭财富对不同地区居民健康的影响

变量	(1)	(2)	(3)	(4)
	身体健康		心理健康	
	西部	东中部	西部	东中部
家庭财富	0. 0172 *** (0. 0050)	0. 0066 *** (0. 0014)	0. 1088 *** (0. 0190)	0. 0281 *** (0. 0049)
年龄	- 0. 0216 *** (0. 0006)	- 0. 0204 *** (0. 0004)	- 0. 0142 *** (0. 0022)	0. 0007 (0. 0015)
受教育程度	0. 0100 *** (0. 0020)	0. 0148 *** (0. 0016)	0. 1109 *** (0. 0075)	0. 0996 *** (0. 0055)
婚姻状况	- 0. 1251 *** (0. 0201)	- 0. 0175 (0. 0156)	0. 8200 *** (0. 0833)	1. 1489 *** (0. 0620)
户籍	- 0. 0221 (0. 0205)	- 0. 0381 *** (0. 0135)	0. 1129 (0. 0763)	0. 1670 *** (0. 0466)

续表

变量	（1）	（2）	（3）	（4）
	身体健康		心理健康	
	西部	东中部	西部	东中部
收入	0.0094 ***	0.0086 ***	0.0185 ***	0.0167 ***
	(0.0017)	(0.0011)	(0.0063)	(0.0039)
吸烟	0.2079 ***	0.1485 ***	0.5450 ***	0.3530 ***
	(0.0173)	(0.0132)	(0.0638)	(0.0445)
家庭规模	0.0320 ***	0.0152 ***	0.0859 ***	0.0374 ***
	(0.0041)	(0.0032)	(0.0153)	(0.0114)
医疗财政支出	− 0.0505 *	0.0350 **	0.6987 ***	− 0.0016
	(0.0282)	(0.0144)	(0.1044)	(0.0490)
经济发展	0.1127 *	0.1646 ***	0.4244 *	0.5771 ***
	(0.0608)	(0.0302)	(0.2216)	(0.1013)
普惠金融	1.0832 ***	− 0.7033 ***	2.5760 ***	− 1.0313 ***
	(0.1888)	(0.0719)	(0.6714)	(0.2275)
时间固定效应	是	是	是	是
常数项	− 0.6592	4.7514 ***	− 6.9401 ***	24.0605 ***
	(0.6073)	(0.4241)	(2.0613)	(1.4342)
样本量	32052	62706	24071	47084
拟合优度	0.125	0.117	0.077	0.058

注：（1）＊、＊＊、＊＊＊分别表示10%、5%和1%的显著性水平；（2）括号里面报告了系数聚类标准误（聚类到个体）。

5.4　作用机制检验

5.4.1　家庭财富对健康保险投入的影响

本书在第3章从理论上厘清了家庭财富通过影响居民健康保险投入进而影响个体健康的逻辑。本书在此部分主要基于 CFPS 以及 CHFS 数据进一步从实证层面验证家庭财富对居民健康保险投入的影响，以期从实证层面厘清家庭财富影响居民身体健康和心理健康的作用机制（见表5－12）。

表 5 - 12　　　　　　家庭财富对居民保险投入和过度劳动的影响

变量	(1) 医疗保险 是否购买	(2) 商业保险 是否购买	(3) 购买额度	(4) 过度劳动 是否过度劳动	(5) 是否重度 过度劳动
家庭财富	0.003*** (0.000)	0.003*** (0.001)	0.023*** (0.006)	-0.006*** (0.000)	-0.003*** (0.000)
年龄	0.002*** (0.000)	0.001 (0.001)	0.005 (0.004)	-0.003*** (0.000)	-0.002*** (0.000)
受教育程度	0.002*** (0.000)	0.000 (0.000)	0.001 (0.003)	-0.008*** (0.000)	-0.005*** (0.000)
婚姻状况	0.068*** (0.003)	0.007* (0.004)	0.043 (0.028)	0.053*** (0.004)	0.027*** (0.003)
户籍	-0.040*** (0.002)	-0.006 (0.004)	-0.040 (0.031)	-0.012*** (0.003)	-0.002 (0.003)
收入	0.001** (0.000)	0.001** (0.000)	0.004* (0.002)	0.029*** (0.000)	0.016*** (0.000)
吸烟	-0.002 (0.002)			0.061*** (0.003)	0.045*** (0.003)
家庭规模	0.001* (0.001)			0.001 (0.001)	0.000 (0.001)
医疗财政支出	0.033*** (0.002)	-0.021* (0.012)	-0.095 (0.090)	-0.008** (0.003)	-0.017*** (0.003)
经济发展	-0.086*** (0.005)	0.016 (0.011)	0.113 (0.086)	0.009 (0.009)	0.023*** (0.007)
普惠金融	0.018 (0.015)	-0.104*** (0.038)	-0.748** (0.294)	-0.172*** (0.039)	-0.171*** (0.032)
时间固定效应	是	是	是	是	是
常数项	0.724*** (0.058)	0.472** (0.204)	3.121** (1.565)	1.469*** (0.156)	1.371*** (0.128)
样本量	94510	100006	100006	73170	73170
拟合优度	0.033	0.012	0.010	0.173	0.089

注：(1) *、**、***分别表示10%、5%和1%的显著性水平；(2) 括号里面报告了系数聚类标准误（聚类到个体）。

　　本章使用居民是否购买医疗保险作为健康保险投入的代理变量。本章先验证了家庭财富对居民医疗保险购买的影响。CFPS 问卷中对居民医疗保险购买相关问题为："您有哪些医疗保险"，受访者可回答"不知道""公费医疗""城镇职工医疗保险""城镇居民医疗保险""补充医疗保险""新型农村合作医疗""以上都没有"。本章删除了回答为"不知道"的样本。若个体的回答为"以上都没有"，则认为居民没有购买医疗保险，医疗保险变量赋值为 0，否则赋值为 1。本章使用两阶段最小二乘来考察家庭财富对居民是否购买医疗保险的影响。由表 5 - 12 第（1）列估计结果可知，家庭财富对是否购买医疗保险影响的估计系数为 0.003，在 1% 显著性水平上正向显著，说明家庭财富越高的家庭，个体越有可能购买医疗保险。

　　商业健康保险作为医疗保障体系的重要组成部分，能够补偿被保人疾病产生的医疗费用损失，提高居民在患病后的就医意愿。同时，商业医疗保险也能减小疾病给患者带来的心理负担。综上可知，商业医疗保险的购买也能提高居民的健康状况。因此，本章还检验了家庭财富对居民商业保险购买的影响。由于 CFPS 只对家庭过去 12 个月购买商业保险的整体情况进行了相应调查，而商业保险里又可细分为汽车险、房屋财产保险等。若直接考察家庭财富对居民商业保险的影响可能会导致结果存在较大偏差。2015～2019 年 CHFS 问卷对家庭是否购买商业健康保险以及商业健康保险投保额进行了相应的调查①。本章构建了两个变量来刻画家庭商业健康保险参与状况。若家庭购买了商业健康保险，则是否购买商业健康保险赋值为 1，否则该变量赋值为 0。同时，本章将家庭商业健康保险购买的数额作为家庭健康保险参与深度的代理变量。表 5 - 12 第（2）列～第（3）列报告了家庭财富对居民是否购买商业保险及商业保险购买额度的影响②。其中，家庭财富对是否购买商业健康保险以及商业健康保险购买额度影响的估计系数分别为 0.003 和 0.023，均正向显著。说明家庭财富不仅能促进

---

　　①　由于 2013 年 CHFS 数据并未包含家庭商业健康保险参与相关数据，所以在考察家庭财富对商业健康保险投入时并未使用 2013 年 CHFS 数据。

　　②　考虑到 CHFS 有关家庭规模的变量样本缺失太多，且该数据并未包含个体吸烟的有关信息。因此，本书在使用 CHFS 数据考察家庭财富对居民健康保险投入的影响时，并未加入家庭规模以及个体是否吸烟这两个变量。

家庭购买商业健康保险，还能提高家庭商业健康保险参与深度。综上可知，家庭财富能通过提高居民健康保险投入进而提高其健康状况，这一结论与第3章理论分析结论一致。

5.4.2　家庭财富对居民过度劳动的影响

本书在第3章的理论分析中发现，家庭财富可能通过抑制个体过度劳动进而影响居民健康。本书在此处进一步从实证层面考察家庭财富对个体是否会过度劳动的影响，以期从实证层面厘清家庭财富影响居民健康的机制。CFPS 数据提供了个体每周工作时间的数据[①]。参照祝仲坤（2020）、郭凤鸣和张世伟（2021）的研究，若个体每周工作时间超过 50 个小时，则认为个体过度劳动，否则认为个体没有出现过度劳动行为。此外，本章还构建了一个变量表征个体是否重度过度劳动，若个体周工作时间大于 62 小时，则认为个体重度过度劳动，否则认为个体未出现重度过度劳动行为。本章使用两阶段最小二乘考察家庭财富对居民过度劳动的影响。

表 5 – 12 第（4）列和第（5）列报告了家庭财富对居民是否过度劳动以及是否重度过度劳动的影响。家庭财富对居民过度劳动以及重度过度劳动影响的估计系数分别为 – 0. 006 和 – 0. 003，均在 1% 显著性水平上负向显著，说明家庭财富对个体过度劳动以及重度过度劳动有显著的负向影响。以上结论验证了第 3 章的理论，进一步说明了家庭财富能通过抑制个体过度劳动，进而提高居民健康。

5.5　家庭财富对居民健康的中长期影响

上面考察了家庭财富对居民身体健康和心理健康的短期影响，本章在此处进一步考察了家庭财富对居民健康的中长期影响。本章使用的数据是

---

　　① CFPS 中有关个体工作时长的问题为："您一般每周工作多少个小时"。其中，工作时长不包括午休时间，但包括加班时间。

2012～2018 年 CFPS 追踪调查数据，由于 CFPS 每隔两年调研一次，为考察家庭财富对居民健康的中长期影响，本章将 2018 年居民的身体健康和心理健康与 2012 年居民所在家庭的家庭财富、年龄、户籍、家庭规模等控制变量匹配，通过两阶段最小二乘来考察 2012 年家庭的财富状况对居民 2018 年身体健康和心理健康的影响。也即，考察了家庭财富对居民 6 年后身体健康和心理健康状况的影响。按照同样的思路，本章还将身体健康和心理健康状况与滞后 2 年和滞后 4 年的家庭财富匹配，分别考察了家庭财富对居民 2 年后及 4 年后身体健康和心理健康的影响。值得注意的是，由于 2014 年缺乏 8 题的 CES－D 量表，所以在考察家庭财富对居民 2 年后心理健康状况的影响时，其样本量要少于估计家庭财富对居民 2 年后身体健康状况影响时所用到的样本。

由表 5－13 家庭财富对居民健康的中长期影响估计结果可知，家庭财富对 6 年后居民身体健康和心理健康影响的估计系数分别为 0.031 和 0.112，均正向显著，说明家庭财富对居民身体健康和心理健康有显著正向影响。表 5－13 第（3）列～第（6）列家庭财富对身体健康以及心理健康影响的估计系数均正向显著。综上可知，家庭财富不仅对居民健康有短期正向影响，其对居民身体健康以及心理健康的影响在中长期依然显著。

表 5－13　　　　　　　　　　家庭财富对居民健康的中长期影响

变量	(1)	(2)	(3)	(4)	(5)	(6)
	身体健康	心理健康	身体健康	心理健康	身体健康	心理健康
财富滞后 6 年	0.031 *** (0.007)	0.112 *** (0.022)				
财富滞后 4 年			0.010 *** (0.003)	0.043 *** (0.011)		
财富滞后 2 年					0.010 *** (0.002)	0.028 *** (0.008)
年龄	− 0.016 *** (0.001)	0.009 *** (0.003)	− 0.018 *** (0.001)	0.001 (0.002)	− 0.020 *** (0.001)	0.002 (0.002)
受教育程度	0.005 * (0.003)	0.100 *** (0.010)	0.009 *** (0.002)	0.107 *** (0.006)	0.011 *** (0.002)	0.111 *** (0.006)

续表

变量	(1)	(2)	(3)	(4)	(5)	(6)
	身体健康	心理健康	身体健康	心理健康	身体健康	心理健康
婚姻状况	0.042	1.694***	-0.017	1.317***	-0.024	1.213***
	(0.035)	(0.136)	(0.023)	(0.085)	(0.019)	(0.077)
户籍	-0.054**	0.266***	-0.006	0.237***	-0.016	0.279***
	(0.025)	(0.082)	(0.018)	(0.058)	(0.015)	(0.055)
收入	0.011***	0.014*	0.011***	0.002	0.009***	0.009*
	(0.002)	(0.008)	(0.002)	(0.006)	(0.001)	(0.005)
吸烟	0.162***	0.525***	0.174***	0.458***	0.170***	0.453***
	(0.023)	(0.077)	(0.017)	(0.055)	(0.014)	(0.052)
家庭规模	0.023***	0.038*	0.016***	0.038***	0.018***	0.062***
	(0.006)	(0.020)	(0.004)	(0.014)	(0.004)	(0.013)
医疗财政支出	0.087***	0.418***	0.067***	0.420***	0.078***	0.350***
	(0.027)	(0.087)	(0.019)	(0.061)	(0.016)	(0.059)
经济发展	0.541***	1.683***	0.330***	1.026***	0.325***	1.238***
	(0.077)	(0.253)	(0.055)	(0.179)	(0.040)	(0.171)
普惠金融	-2.317***	-6.273***	-1.283***	-1.681*	-1.226***	-2.568***
	(0.396)	(1.311)	(0.271)	(0.890)	(0.171)	(0.868)
时间固定效应	否	否	是	是	是	是
常数项	8.514***	29.968***	5.624***	11.916***	5.119***	16.234***
	(1.406)	(4.756)	(1.043)	(3.468)	(0.697)	(3.359)
样本量	12523	12523	28811	28811	46917	33565
拟合优度	0.062	0.065	0.075	0.073	0.092	0.072

注：(1) *、**、***分别表示10%、5%和1%的显著性水平；(2) 括号里面报告了系数聚类标准误（聚类到个体）。

5.6 家庭财富对流动人口健康的影响

　　国家统计局发布的《2023年农民工检测调查报告》表明，2023年我国农民工总数超过29753万人，直逼30000万人，占我国总人口接近五分之一。且随着经济发展以及迁移便利性的提升，人口流动的趋势越发明显，人口流动规模有进一步扩大的趋势。由此可见，流动人口占比之大，其健康问题对健康中国战略的成败起关键性作用。此外，大规模的人口流动为优化劳动力配置、促进结构转型、经济发展以及全面建成小康社会作出了巨大贡献。

尽管人口流动为我国实现现代化作出了重要贡献，但其健康状况却面临诸多挑战。流动人口相较于本地居民而言，往往从事一些重体力以及环境条件较差的工作（秦立建和陈波，2014）。同时，流动人口的学历偏低、缺乏流入地社会资源、通常处于弱势地位，很难获得与城镇居民同等的健康公共服务。因此，农民工在承担较高健康风险的同时，却很难获得相应的医疗资源，进而对其健康造成永久性伤害。由于农民工往往从事劳动力强度较大工作的这一职业特点，其收入在很大程度上依赖其身体健康状况。当其健康状况恶化时，会反过来影响收入，造成农民工工资降低、失业，进而产生恶性循环。当农民工因为工资降低以及失业问题使得生活难以为继时，不仅会倒逼部分农民工被迫返乡，降低其社会融合，严重时甚至可能会引致偷盗、违法犯罪等一系列威胁社会和谐稳定的行为。因此，提高居民健康对于农民工福利的提升、农民工市民化、实现高质量就业以及社会的稳定发展有重要意义。因此，本章进一步考察了家庭财富对流动人口健康的影响。

5.6.1　数据来源与变量介绍

5.6.1.1　数据来源

本章在此节使用 2013 年 CHIP 数据考察家庭财富对流动人口健康的影响。由于 CHIP 数据并未包含流动人口所在省份的具体信息，所以本章在考察家庭财富对流动人口健康的影响时，并未控制住省份层面的宏观变量。同时，由于 2013 年 CHIP 数据并未包含流动人口心理健康相关数据。因此，本章只考察了家庭财富对流动人口身体健康的影响，并未考察家庭财富对流动人口心理健康的影响。同时，由于流动人口在流入地的居住场所可能会经常发生改变，且 2013 年 CHIP 数据并未公布流动人口有关村/居的具体信息，所以本书在第 6 章也并未考察家庭相对财富对流动人口健康的影响。在数据处理方面，若实证部分所用到的变量存在缺失，本章则对其予以删除。同时，考虑到若年龄太小的个体可能无法对自身健康有很好的认知。因此，本章删除了年龄小于 10 岁的样本。经过以上数据清洗后还剩余 1770 个有效样本。为避免异常值的影响，本章对家庭净财富进行了上下 1% 的缩尾处理。

5.6.1.2　变量介绍

本小节的被解释变量为个体身体健康①。核心解释变量为家庭净财富②。在考察家庭财富对流动人口身体健康影响时，为缓解遗漏变量造成的内生性问题，本章加入了一系列控制变量。例如，本章控制了个体性别、年龄、受教育程度、婚姻状况、政治面貌、个体工作状况、收入、户籍、个体兄弟姐妹个数等变量。表 5 - 14 报告了各变量的定义。同时，本章还在附表 5 - 2 报告了各变量的描述性统计分析③。

表 5 - 14　　　　　　　　　　变量定义

变量	定义	单位
身体健康	自评健康，介于 1 ~ 5，分值越大代表越健康	—
家庭财富	家庭净财富	十万元
性别	男性赋值为 1，女性赋值为 0	—
年龄	个体年龄	岁
受教育程度	个体受教育年限	年
婚姻状况	已婚赋值为 1，否则赋值为 0	—
政治面貌	党员赋值为 1，否则赋值为 0	—
是否工作	有工作赋值为 1，否则赋值为 0	—
收入	个体年收入	元
户籍	城镇居民赋值为 1，否则赋值为 0	—
兄弟姐妹个数	个体兄弟姐妹的个数	个

---

①　CHIP 数据中关于流动人口身体健康的问题为："与同龄人相比，您目前的健康状况是?" 受访者可以回答"非常好""好""一般""不好""非常不好"。若受访者回答为"非常好"则个体身体健康赋值为 5，若受访者回答为"好""一般""不好""非常不好"分别赋值为 4、3、2、1。也即，受访者身体健康得分越高，则表明流动人口身体越健康。

②　CHIP 问卷询问了流动人口家庭的手存现金、活期存款、定期存款、国债、股票、基金、期货、黄金、其他各种金融理财产品、外币金融资产等金融资产总额。此外，CHIP 问卷还包含了有关家庭房产价值、房产负债、借款等有关借贷的信息。本节的研究同样并未包含家用电器、汽车以及一些难以用数值量化的财富。将家庭总财富减去负债，即可得到家庭的净财富。

③　值得注意的是，本章附表在进行描述性统计分析的时候对收入做了对数化处理。

5.6.2　模型设定

本章使用多元线性回归模型考察家庭财富对流动人口身体健康的影响。其模型设定如下：

$$Health_i = \alpha + \beta_0 Wealth_i + \beta X + \varepsilon_i \tag{5-2}$$

其中，$Health_i$ 代表个体身体健康状况；α 代表模型估计的常数项；β_0 代表家庭财富对流动人口身体健康的影响。X 代表性别、年龄、婚姻状况等控制变量。ε_i 代表模型估计的误差项。β 代表核心解释变量家庭财富的估计系数；β 代表控制变量的估计系数向量。

5.6.3　家庭财富对流动人口身体健康影响估计结果

5.6.3.1　基准结果

在使用多元线性回归模型考察家庭财富对流动人口健康影响之前，本章进行了多重共线性检验，该检验表明不存在多重共线性问题[①]。表 5 - 15 报告了家庭财富对流动人口身体健康影响的估计结果。表 5 - 15 第（1）列估计结果表明，家庭财富对流动人口身体健康影响的估计系数为 0.0081，在 1% 显著性水平上正向显著，进一步说明家庭财富能显著提高流动人口身体健康状况。本章在第（1）列模型的基础上进一步加入了家庭财富的平方项。表 5 - 15 第（2）列估计结果表明，家庭财富平方的估计系数为 -0.0005，在 1% 显著性水平上负向显著，说明家庭财富对流动人口身体健康的影响并非线性，而是存在倒"U"形的影响[②]。

---

① 多重共线性检验结果报告于附表 5 - 3。

② 本章参考林德和梅勒姆（Lind and Mehlum，2010）的研究，使用 utest 命令检验家庭财富对流动人口健康的影响是否呈倒"U"形，该检验结果的 P 值小于 0.01，拒绝了原假设，进一步证明了家庭财富对流动人口健康的影响呈倒"U"形。

表 5 – 15　　　　　　　　家庭财富对流动人口身体健康的影响

变量	(1) 身体健康	(2) 身体健康
家庭财富	0.0081 *** (0.0022)	0.0523 *** (0.0139)
家庭财富平方		− 0.0005 *** (0.0001)
性别	0.0330 (0.0275)	0.0364 (0.0275)
年龄	− 0.0176 *** (0.0019)	− 0.0176 *** (0.0019)
受教育程度	0.0265 *** (0.0074)	0.0252 *** (0.0073)
婚姻状况	0.1076 * (0.0580)	0.1199 ** (0.0580)
党员	− 0.0593 (0.1036)	− 0.0708 (0.1057)
工作状况	0.1028 (0.0880)	0.0927 (0.0848)
收入	− 0.0005 (0.0083)	− 0.0008 (0.0080)
户籍	0.1436 ** (0.0702)	0.1371 ** (0.0691)
家庭规模	− 0.0003 (0.0159)	− 0.0023 (0.0159)
常数项	4.2968 *** (0.1152)	4.2781 *** (0.1143)
样本量	1771	1771
拟合优度	0.123	0.134

注：(1) *、**、*** 分别表示 10%、5% 和 1% 的显著性水平；(2) 括号里面报告了系数聚类标准误（聚类到个体）。

5.6.3.2　考虑内生性

在估计家庭财富对流动人口身体健康的影响时，可能存在内生性问题。本章选取了在存在异方差情况下也同样适用的杜宾—吴—豪斯曼检验（Durbin – Wu – Hausman Test，DWH）来检验家庭财富这一变量的内生性。DWH 检验结果的 P 值小于 0.01，说明家庭财富确实是内生的。为缓解内生性问题，参考布赫—科南和卢萨尔迪（Bucher – Koenen and Lusardi，2011）、尹志超（2015）等研究的做法选取工具变量（IV）来重新估计。其中，布赫—科南和卢萨尔迪（Bucher – Koenen and Lusardi，2011）、尹志超（2015）选取同一地区其他人的平均金融知识作为个体金融知识的工具变量。林淑贞和周泳宏（2019）以同一村（居）内其他个体工作日日均娱乐休闲时长的均值作为个体娱乐休闲时长的工具变量。参照以上文献的思路，本章选取同一村/居内除自身家庭外，其他家庭财富水平的均值作为家庭财富的工具变量。

工具变量需满足外生性以及不存在弱工具变量问题。由于单个家庭财富可能会受到同一村/居其他家庭财富水平的影响，而同一村/居其他家庭财富水平的均值，是某个体或某个家庭难以控制的。因此，同一村/居其他家庭财富水平的均值相较于某一个家庭而言是比较外生的。综上可知，选取除单个家庭外，同一村/居其他家庭财富水平的均值作为家庭财富状况的工具变量是合理的。

为检验是否存在弱工具变量问题，本章进行了"名义显著性水平"为5%的沃德（Wald）检验，该检验的"最小特征统计量"为 669.447，远大于临界值 8.96，表明不存在弱工具变量问题。同时，两阶段最小二乘第一阶段的 F 值为 68.84，远远大于 10 的经验值，且表 5 – 16 第（1）列估计结果表明，第一阶段工具变量系数显著为正（在 1% 显著性水平上显著），进一步说明了该工具变量不是弱工具变量。此外，本文还使用了对弱工具变量更不敏感的有限信息最大似然法（LIML）进行估计，表 5 – 16 第（3）列的系数估计值与两阶段最小二乘估计结果一致，这也从侧面印证了不存在弱工具变量问题。

表 5 – 16   家庭财富对流动人口身体健康的影响（考虑内生性）

变量	(1)	(2)	(3)
	2SLS		LIML
	第一阶段	第二阶段	有限信息最大似然法
家庭财富		0.0163 *** (0.0056)	0.0163 *** (0.0056)
工具变量	0.8763 *** (0.0339)		
性别	0.0627 (0.4295)	0.0298 (0.0274)	0.0298 (0.0274)
年龄	0.0243 (0.0203)	– 0.0178 *** (0.0019)	– 0.0178 *** (0.0019)
受教育程度	0.0552 (0.0754)	0.0266 *** (0.0073)	0.0266 *** (0.0073)
婚姻状况	0.9232 (0.6284)	0.0951 (0.0582)	0.0951 (0.0582)
党员	– 0.4000 (1.1201)	– 0.0546 (0.1032)	– 0.0546 (0.1032)
工作状况	1.0631 (0.9535)	0.0946 (0.0879)	0.0946 (0.0879)
收入	– 0.1259 (0.0936)	0.0015 (0.0083)	0.0015 (0.0083)
户籍	0.5020 (0.7104)	0.1342 * (0.0697)	0.1342 * (0.0697)
家庭规模	– 0.2676 * (0.1515)	0.0008 (0.0158)	0.0008 (0.0158)
常数项	– 1.5946 (1.2318)	4.2953 *** (0.1145)	4.2953 *** (0.1145)
样本量	1770	1770	1770
拟合优度	0.2772	0.113	0.113

注：（1）＊、＊＊、＊＊＊分别表示10%、5%和1%的显著性水平；（2）括号里面报告了系数聚类标准误（聚类到个体）。

表 5 – 16 报告了考虑内生性后家庭财富对流动人口身体健康影响的估计结果。表 5 – 16 第（2）列两阶段最小二乘第二阶段估计结果表明，在考虑内生性后，家庭财富对流动人口身体健康影响的估计系数为 0.0163，正向显著，与表 5 – 15 所得结论一致，进一步说明了家庭财富能显著提高流动人口身体健康这一结果是稳健的。

5.6.3.3　稳健性检验

在上面论述中，本章根据受访者对自我评价的身体健康情况，将受访者健康状况赋值为 1~5 的整数，在此基础上用多元线性回归模型考察家庭财富对流动人口身体健康的影响。本章在此处将健康视为一个有序变量，若受访者分值越高，则代表越健康。连玉君等（2015）采用 IV – Order – Probit 模型，考察了子女外出务工对父母健康和生活满意度的影响。参照上述文献的做法，本章在此处使用 IV – Order – Probit 模型来考察家庭财富对流动人口身体健康的影响。表 5 – 17 第（1）列 IV – Order – Probit 模型的估计结果表明，家庭财富对流动人口身体健康影响的估计系数依然正向显著，进一步说明家庭财富对流动人口身体健康有显著正向影响这一结论是稳健的。

表 5 – 17　　家庭财富对流动人口健康影响的稳健性检验

变量	(1)	(2)
	IV – Order – Probit	IV – Probit
家庭财富	0.0343 *** (0.0062)	0.0198 ** (0.0092)
性别	0.0562 (0.0554)	0.0784 (0.0827)
年龄	-0.0255 *** (0.0026)	-0.0321 *** (0.0036)
受教育程度	0.0411 *** (0.0098)	0.0564 *** (0.0147)
婚姻状况	0.1367 * (0.0812)	0.1866 (0.1219)
党员	-0.0939 (0.1424)	-0.1999 (0.1955)
工作状况	0.1247 (0.1220)	0.1510 (0.1661)
收入	0.0000 (0.0120)	-0.0078 (0.0164)
户籍	0.2049 ** (0.0909)	0.0900 (0.1401)

续表

变量	(1)	(2)
	IV – Order – Probit	IV – Probit
家庭规模	0.0029 (0.0193)	− 0.0024 (0.0265)
常数项		1.4509 *** (0.2404)
样本量	1770	1770

注：（1）＊、＊＊、＊＊＊分别表示10％、5％和1％的显著性水平；（2）括号里面报告了系数聚类标准误（聚类到个体）。

　　此外，本章还通过替换健康状况的度量方式来进行性稳健性检验。本章将流动人口对自己身体健康的回答为"好"和"非常好"赋值为1，其余回答赋值为0，从而建立一个流动人口健康水平的虚拟变量，1代表身体健康，0代表不健康。本章进一步使用 IV – Probit 模型来考察家庭财富对流动人口身体健康的影响。由表5 – 17第（2）列 IV – Probit 模型估计结果可知，家庭财富对流动人口身体健康影响的估计系数为0.0198，在5％显著性水平上正向显著，与表5 – 16家庭财富对流动人口身体健康影响的估计结果一致，进一步说明了家庭财富能显著提高流动人口身体健康。

5.6.3.4　考虑自选择问题

　　流动人口可能会根据自身家庭条件，寻找比较有利于自己身体健康的工作，进而产生自选择问题。参考王春超和张承莎（2019）、张等（Zhang et al.，2022）的研究，针对可能存在的自选择问题，本章选用倾向得分匹配（propensity score matching，PSM）来缓解可能存在的内生性问题。本章在此处新建立了一个虚拟变量来表征家庭财富水平，若家庭财富大于样本所有家庭财富水平的均值，则认为该家庭财富水平比较高（处理组），赋值为1，否则认为该家庭属于财富水平比较低的组（控制组），赋值为0。倾向得分匹配的思想是为处理组（本研究中为家庭财富相对较高的组）找到一个合适的反事实控制组（家庭财富水平相对较低的组），倾向得分匹配的估计流程如下。

　　首先，根据居民性别、年龄、收入、兄弟姐妹个数、婚姻状况、户籍、政治面貌、受教育程度等变量估计出家庭财富大于总体家庭财富水平均值的概率，得到其倾向得分（propensity score）。其次，找到与处理组倾向得分比较相近的控制组作为其反事实。最后，比较处理组和控制组个体身体健康的差异，再对计算出来的差异取均值，得到家庭财富对居民身体健康的平均影响效应（average treatment effect on treated，ATT）。其计算方程如下：

$$\tau_{ATT} = E_{p(x)|D=1}\big[E(Score_1 - Score_0) | D=1, p(x)\big] \quad (5-3)$$

本章所用的 PSM 估计量的计算公式为：

$$\tau_{ATT}^{PSM} = E_{p(x)|D=1}\big[E(Score_1 | D=1, p(X)) - E(Score_0 | D=0, p(X))\big]$$

$$(5-4)$$

选用 PSM 考察家庭财富对流动人口身体健康的影响时，需要满足平衡性假定和共同支撑假定（common support）条件两个前提。平衡性假定意味着在匹配后处理组样本和控制组各协变量均值不存在显著差异。共同支撑保证了处理组与控制组倾向得分分值有较大范围的重叠。平衡性检验结果表明，匹配后（此处报告的是 K=4 的 K 近邻匹配）各变量的标准化偏差均小于 10%，且性别、年龄、婚姻状况、政治面貌等控制变量均值的 T 检验 P 值均大于 0.1，说明在匹配后控制组和处理组各协变量没有显著差异[1]。此外，匹配前后处理组和控制组倾向得分的概率密度图有很大重叠部分，这表明在匹配后仅会损失掉较少的样本。事实上，通过 K 近邻匹配（K=4）后，只有 7 个样本没有在共同支撑范围内。因此，通过 K 近邻匹配（K=4）后只会损失 7 个样本，大部分样本均在共同支撑范围内，共同支撑假定得以满足[2]。

参照赵西亮（2015）、张等（Zhang et al.，2022）的研究，本章选取 K 近邻匹配（K=1，K=4）、局部线性回归匹配、半径匹配以及核匹配等 5 种不同的匹配方法来考察家庭财富对流动人口身体健康的影响。由表 5-18 倾向得分匹配估计结果可知，K 近邻匹配（K=1，K=4）、局部线性回归匹配、半径匹配以及核匹配 5 种不同的匹配方法得到的 ATT（平均处理效

应）都正向显著，说明家庭财富能显著提高流动人口身体健康这一结论是
稳健的。

表 5 – 18　　　家庭财富对流动人口身体健康的影响——考虑自选择

匹配方法	(1)	(2)	(3)	(4)	(5)
	K = 1 近邻匹配	K = 4 近邻匹配	局部线性匹配	半径匹配	核匹配
ATT	0. 1578 *** (0. 0458)	0. 1489 *** (0. 0390)	0. 1939 *** (0. 0477)	0. 1716 *** (0. 0380)	0. 1638 *** (0. 0362)
样本量	1770	1770	1770	1770	1770

注：（1）　*** 表示 1% 的显著性水平；（2）括号里面报告了系数聚类标准误（聚类到个体）。

5.7 基于财富冲击的进一步分析

上面考察了家庭累积财富对个体身体健康及心理健康的影响。事实
上，由于家庭财富与个体健康之间存在很强的内生性问题，除累积财富
外，也有大量研究考察财富冲击对个体身体健康及心理健康的影响。相较
于累积财富，财富冲击是个体很难预料到的，其相对而言更为外生，能更
好地识别财富对个体健康影响的净效应。同时，考察财富冲击对居民健康
的影响也能丰富有关财富对居民健康影响相关研究，尤其是财富冲击对居
民健康影响相关研究。鉴于"房屋拆迁"以及"住房制度改革"均能对家
庭财富造成正向的外生冲击，且目前本章并未发现有研究考察"房屋拆
迁"以及"住房制度改革"对个体健康的影响。考察"房屋拆迁"以及
"住房制度改革"对个体健康的影响不仅能帮助人们认识中国改革进程中
制度变迁对个体健康的影响，也丰富了财富冲击对个体健康影响相关文
献。因此，本章在这一章节进一步基于"房屋拆迁"以及"住房制度改
革"这两个可能对家庭财富产生正向冲击的"准自然实验"，检验了财富
冲击对个体身体健康及心理健康的影响，以期全面认识家庭财富与个体健
康之间的因果关系。

5.7.1　房屋拆迁、财富冲击对个体健康的影响

拆迁不仅能保证拆迁户生活水平有所提高，还能给大部分居民带来正向的财富冲击。事实上，城市快速更新以及房地产的繁荣在促进中国经济飞速发展的同时，拆迁户从中获得了可观的财富收益。翁（Wong，2015）、李等（Li et al.，2019）、李和肖（Li and Xiao，2020）的研究均支持这一观点。尤其在经济发展速度快、房价较高的地区，通过拆迁致富的案例更是屡见不鲜（孟俊红，2013）。拆迁能从两个途径影响家庭的财富。第一个途径是直接给予居民现金赔付。第二个途径是按照家庭人口数进行实际的房屋补偿（柴国俊，2014，Li et al.，2019）。由于房价的快速上涨，通过拆迁得到多套住房的个体，家庭财富会有很大幅度的增加（袁微和黄蓉，2018）。房价上涨的同时还会使得房租价格提高，通过拆迁得到住房补偿的家庭将房子出租也可以积累更多财富。李和肖（Li and Xiao，2020）的研究表明，相较于未经历房屋拆迁的居民而言，经历房屋拆迁的家庭平均要多 0.22 套住房（价值至少为 276241 元人民币）。同时，经历房屋拆迁的家庭拥有更多的现金和银行存款，经历拆迁的家庭其现金和银行存款的均值要比未经历拆迁家庭高至少 71588 元。此外，该研究还发现，经历过拆迁的家庭财富的增长相当于个人 15 年的收入[①]。拆迁得到的财富可以很好的平滑消费，带来物质上的满足。此外，住房是家庭财富实力的一种象征（Wei et al.，2017），家庭财富的不断积累也会给居民带来幸福感的增加、生活满意度的提高进而产生心理上的满足（Li et al.，2019）。

房屋拆迁不仅能给居民带来正向的财富冲击，还能改善居民的居住环境。事实上，部分居民在拆迁之前，居住在危房、没有自来水没有厕所且地理位置相对偏僻的地方。而拆迁使得这部分居民搬迁到了相对而言交通比较便利、居住环境更加宜人的地方。已有研究也证实了这一观点（张军涛和刘建国，2008；Li and Song，2009）。此外，该研究还发现，经历拆迁

[①]　该文章是以 2016 年国家统计局公布的我国人均可支配收入作为参照。国家统计局的数据显示，2016 年我国人均可支配收入仅为 23821 元。

的居民，其住房面积普遍增加。鉴于拆迁能给家庭财富带来正向冲击，且拆迁能改善个体的居住环境，国内外学者均对房屋拆迁造成的经济影响展开了大量研究。以往研究发现拆迁可能会引发政治冲突、造成环境污染（Goetz，2000；Farfel et al.，2003；Kartam et al.，2004）。此外，也有研究发现，拆迁可能会影响居民福利、金融资产投资以及消费（柴国俊，2014；吴福象和段巍，2015；袁微和黄蓉，2018）。目前，笔者尚未发现国内有研究通过实证分析深入考察房屋拆迁对居民身体健康以及心理健康的影响。鉴于此，本章基于 2012～2018 年 CFPS 数据考察了房屋拆迁对我国居民身体健康和心理健康的影响。

5.7.1.1　房屋拆迁背景

自 20 世纪 70 年代改革开放以来，我国城镇化水平持续提高，由于土地资源的限制，在城镇化进程中，拆除了大量的旧建筑。同时，房地产市场自 20 世纪 90 年代住房改革以来的蓬勃发展以及房价的飞速上升，导致中国出现了大量拆迁案例，以供房地产开发（Li and Xiao，2020）。但在拆迁过程中可能会出现一些纠纷，进而侵犯到拆迁户的利益。对此，我国政府高度重视，为保证房屋拆迁过程中的公平、公开、公正，2004 年国务院办公厅发布了文件：《国务院办公厅关于控制城镇房屋拆迁规模严格拆迁管理的通知》。2004 年 8 月，有关部门印发了《关于贯彻〈国务院办公厅关于控制城镇房屋拆迁规模严格拆迁管理的通知〉的通知》，提出了具体的工作部署。该部署明确指出要严格拆迁程序、规范拆迁行为、严格依法执政、加强补偿资金监管、落实拆迁安置、确保拆迁过程公平公正。尽管这些文件并不能保证每一位拆迁户的利益，且存在一些不完善之处，但这些政策文件在很大程度上保证了拆迁行为和过程的规范，保障了拆迁户的利益不被侵犯。

为进一步规范我国房屋拆迁与补偿，更好地维护公共利益，保障被征收房屋所有权人的合法利益，我国相继颁布了相应的政策法规来进一步弥补和完善以往相关政策文件的不足。例如，2011 年 1 月国务院公布了《国有土地上房屋征收与补偿条例》。该条例从以下几个方面较好地维护了拆迁户的利益。第一，该条例明确规定，在作出房屋征收决定前，征收补偿费用应当足额到位、专户存储、专款专用，并且对被征收房屋价值的补偿，不得低于房屋征收决定公告之日被征收房屋类似房地产的市场价格。第二，该条例规定，被征收人对政府做出的房屋征收不服的，可依法提起行政诉讼。第三，该条例指出，房屋被征收人可以选择货币补偿，也可选择房屋产权调换。同时，因征收房屋造成搬迁的，征收部门要向被征收人支付搬迁费用，选择房屋产权调换的，在房屋交付前，应当向被征收人支付临时安置费或提供周转用房。第四，禁止暴力拆迁，暴力迫使被征收人搬迁可追究刑事责任。综合来看，《国有土地上房屋征收与补偿条例》的补偿制度作了重大完善，进而使得拆迁更加公平。以市场价格作为补偿标准，使得被征收人的基本利益得到保障。不仅包括对房屋的补偿，也包括对土地使用权的补偿，这就大体上可以确保被征收人的居住条件有改善、生活水平不下降。

5.7.1.2　房屋拆迁对健康影响的数据来源与变量选取

（1）数据来源。本章在考察房屋拆迁对居民身体健康及心理健康影响时所用到的数据主要来自 CFPS 数据。有关 CFPS 数据的详细介绍详见章节 1.5 研究数据。此外，本章还控制住了医疗卫生财政支出、经济发展水平等宏观变量。医疗卫生财政支出和经济发展水平数据来源于万德（Wind）数据库。在数据处理方面，本章删除了房屋拆迁、身体健康以及心理健康等存在缺失的样本。此外，本章还删除了极端值或异常值。例如，部分个体在 2012 年的性别回答为男性，在 2014 年受访时性别回答为女性，本章对这些回答不符合逻辑的样本同样予以删除。

（2）变量选取。本章节的被解释变量身体健康是基于 CFPS 问卷的自评健康测算得到的，个体心理健康则是基于 CFPS 数据中有关心理健康 8 题的流调中心抑郁量表计算得到[1]。对于房屋拆迁的测度。CFPS 问卷中询问了家庭是否有经历拆迁的相关信息[2]。若家庭经历过住房拆迁，则拆迁虚拟变量赋值为 1，否则赋值为 0。值得注意的是，尽管 2014 年 CFPS 并

---

① 有关身体健康和心理健康的测度详见章节 4.1。
② 有关房屋拆迁的问题为："过去 12 个月，您家是否经历过住房拆迁。"

未包含 8 题的 CES - D 量表，但 2014 年数据包含了个体 2013 年是否经历拆迁的信息，若个体在 2013 年经历了拆迁，则该个体拆迁变量在 2016 年以及 2018 年也赋值为 1。

为保证房屋拆迁对居民健康影响的稳健性，本章还控制了一系列控制变量。有关控制变量的选取，本章选取居民的个体特征、家庭特征以及省份层面的一些控制变量。具体来看，本章控制了年龄、受教育程度、婚姻状况、户籍、收入、是否吸烟等个体特征变量。家庭特征变量方面，本章控制了家庭规模。此外，本章还控制了医疗卫生财政支出、省份层面的经济发展水平及数字普惠金融发展。对于控制变量的测度，章节 5.1 进行了详细介绍，简洁起见，不再赘述。

（3）变量描述性统计分析。表 5 - 19 报告了身体健康、心理健康、拆迁以及各控制变量的描述性统计分析结果。心理健康的有效样本量为 69658，最小值为 8，最大值为 32，不存在异常值。由于身体健康、房屋拆迁、年龄等变量在 2014 年也有数据，所以这些变量的有效样本量要比心理健康变量多。房屋拆迁的均值为 0.025，说明只有 2.5% 左右的居民经历了拆迁，这与李和肖（Li and Xiao，2020）的研究一致。其余变量的描述性统计分析在章节 5.1 有详细分析，简洁起见，此处不赘述①。

表 5 - 19　　　　　　　　　　变量描述性统计分析

变量	样本量	均值	标准差	最小值	最大值
心理健康	69658	26.872	3.876	8.000	32.000
身体健康	93261	2.930	1.226	1.000	5.000
房屋拆迁	93261	0.025	0.155	0.000	1.000
年龄	93261	53.159	19.412	16.000	120.000
受教育程度	93261	7.130	4.947	0.000	22.000
婚姻状况	93261	0.827	0.378	0.000	1.000
户籍	93261	0.471	0.499	0.000	1.000
收入	93261	3.184	4.661	0.000	16.148
吸烟	93261	0.296	0.457	0.000	1.000

①　由于这一小节的分析删除了房屋拆迁信息存在缺失的样本。因此，本小节样本量要比分析家庭累积财富对个体健康影响时用到的样本量要少。

续表

变量	样本量	均值	标准差	最小值	最大值
家庭规模	93261	4.305	1.989	1.000	21.000
医疗财政支出	93261	24.413	0.532	22.599	25.670
经济发展	93261	10.735	0.416	9.889	11.851
普惠金融	93261	5.230	0.418	4.329	5.934

5.7.1.3　模型构建

参照贝克等（Beck et al.，2010）、李和肖（Li and Xiao，2020）的研究，本章基于 CFPS 数据，使用双重差分模型来考察房屋拆迁对个体心理健康以及身体健康的影响，考虑到不同年份均有新增的拆迁户，不同个体受到拆迁影响的初始年份不同。因此，本章采用多期双重差分（多期DID）来考察房屋拆迁对居民健康的影响。具体模型设定如下：

$$Y_{it} = \alpha + \beta Demolition_{it} + \lambda X_{it} + \mu_i + \lambda_t + \varepsilon_{it} \tag{5-5}$$

其中，Y_{it} 代表个体心理健康或身体健康状况，$Demolition_{it}$ 代表是否经历过拆迁，X_{it} 代表个体的年龄、婚姻状况、受教育程度、是否吸烟、家庭规模、医疗卫生财政支出、经济发展水平、普惠金融发展等控制变量，α 表示模型估计截距项，β 代表房屋拆迁变量的估计系数，其代表了拆迁这一外生冲击对健康影响的净效应。λ 代表控制变量对应的系数向量，μ_i 包含了性别、地域等不随时间变化的个体固定效应[①]；λ_t 代表时间效应；ε_{it} 代表既随时间变化又随个体变化的随机误差项。

5.7.1.4　房屋拆迁对家庭财富的影响

在考察房屋拆迁对居民健康影响之前，本章首先对比了经历了拆迁的家庭（处理组）和未经历拆迁家庭（控制组）其家庭财富水平的情况。具体而言，本章对比了处理组及控制组家庭净财富、家庭房产净值、除现有住房外家庭房屋套数等财富状况。

---

① 鉴于性别等不随时间变化的变量会包含在不随时间变化的固定效应里面。因此，本书在后续分析中并未报告性别的估计结果。

　　由表 5 - 20 结果可知，2012 年拆迁组家庭财富净值的均值为 574859.7 元，而控制组家庭财富净值的均值为 293793.4 元，拆迁组平均而言要比非拆迁组多 281066.3 元。此外，对比 2014 年、2016 年以及 2018 年拆迁组和非拆迁组家庭财富的均值可知，2014 年、2016 年以及 2018 年拆迁组比非拆迁组家庭财富平均而言要多 249025.7 元、318797.7 元以及 463558.8 元。对比拆迁组和非拆迁组家庭房产价值的均值可知，2012 年、2014 年、2016 年以及 2018 年拆迁组房产价值的净值比非拆迁组房产价值的净值分别高 126911.5 元、176477.1 元、286309.9 元以及 493196.1 元。

表 5 - 20　　　　　　　拆迁组和非拆迁组家庭财富对比结果

年份	家庭净财富		家庭净房产价值		除现住房外家庭房屋套数	
	(1)	(2)	(3)	(4)	(5)	(6)
	处理组	控制组	处理组	控制组	处理组	控制组
2012	574859.7	293793.4	397072.1	270160.6	0.2885	0.1851
2014	621082.8	372057.1	514655.2	338178.1	0.3048	0.1968
2016	796815.9	478018.2	757401.9	471092	0.3832	0.2252
2018	1036931	573372.2	1078718	585521.9	0.4978	0.2435

　　值得注意的是，国家统计局的数据显示，2016 年我国人均可支配收入仅为 23821 元。相较于未经历房屋拆迁的家庭而言，2012 年、2014 年、2016 年以及 2018 年家庭净财富的增长分别相当于个人 11 年、10 年、13 年以及 19 年左右的收入。2012 年、2014 年、2016 年以及 2018 年家庭房产净财富的增长分别相当于个人 5 年、7 年、12 年以及 20 年左右的收入。此外，分析表 5 - 20 第 (5) 列和第 (6) 列 2012～2018 年处理组和控制组家庭房屋数量的均值可知，经历过拆迁的家庭其房屋数量整体而言要多于没有经历过拆迁的家庭。这与李和肖 (Li and Xiao, 2020) 研究结论一致。综上可知，拆迁对家庭的财富是一个很大且正向的外生冲击，经历过拆迁的家庭财富增长相当可观，可能会影响居民的心理健康。

　　为更加深入考察房屋拆迁对家庭财富、房产财富以及房屋数量的影响。本章还进一步使用双重差分模型进行分析。由表 5 - 21 第 (1) 列和第 (2) 列估计结果可知，房屋拆迁对家庭财富和房产财富影响的估计系数分别为 1.2635、1.0131，均正向显著。由表 5 - 21 第 (3) 列估计结果可知，拆迁对家庭房屋数量的影响正向显著，说明拆迁能显著提高家庭房屋数量。综合来看，表 5 - 21 估计结果表明，房屋拆迁会对家庭财富带来正向冲击。

表 5 - 21　　　　房屋拆迁对家庭财富以及房屋数量的影响

变量	(1) 家庭财富	(2) 家庭房产财富	(3) 房屋数量
房屋拆迁	1.2635 *** (0.3056)	1.0131 *** (0.3211)	0.0386 ** (0.0177)
年龄	0.0084 * (0.0048)	0.0102 ** (0.0049)	0.0004 (0.0005)
受教育程度	0.0902 *** (0.0187)	0.0916 *** (0.0195)	0.0012 (0.0019)
婚姻状况	-0.0092 (0.1203)	0.0378 (0.1260)	-0.0076 (0.0109)
户籍	0.5809 *** (0.1029)	0.6107 *** (0.1055)	0.0479 *** (0.0104)
收入	-0.0140 ** (0.0054)	-0.0178 *** (0.0056)	0.0018 *** (0.0005)
吸烟	-0.0779 (0.0845)	-0.0786 (0.0868)	0.0101 (0.0088)
家庭规模	0.2925 *** (0.0215)	0.3046 *** (0.0213)	0.0444 *** (0.0018)
医疗财政支出	2.4526 *** (0.4047)	3.1220 *** (0.4211)	0.0087 (0.0296)
经济发展	5.0371 *** (0.2785)	5.5567 *** (0.2858)	0.0893 *** (0.0233)
普惠金融	-12.8403 *** (0.5535)	-14.6568 *** (0.5769)	-0.0995 *** (0.0340)
个体固定效应	是	是	是
时间固定效应	是	是	是
常数项	-53.1063 *** (8.7442)	-66.7790 *** (9.0897)	-0.7740 (0.6440)
样本量	93261	93261	93261
拟合优度	0.0971	0.1137	0.0175

注：(1) *** 表示1%的显著性水平；(2) 括号里面报告了系数聚类标准误（聚类到个体）。

5.7.1.5 房屋拆迁对居民健康影响估计结果

（1）基准估计结果。

表 5 - 22 报告了基于双重差分模型得到的房屋拆迁对居民身体健康及心理健康影响的估计结果。分析房屋拆迁对居民身体健康影响的估计结果可知，无论是否加入控制变量，房屋拆迁对居民身体健康的影响均正向不显著，说明房屋拆迁对居民身体健康没有显著影响。分析表 5 - 22 第（3）列和第（4）列房屋拆迁对居民心理健康影响的估计结果可发现，在加入控制变量前后，房屋拆迁对居民心理健康影响的估计系数分别为 0.349 和 0.336，均在 5% 的显著性水平上正向显著，说明房屋拆迁对居民心理健康有显著正向影响。考虑到房屋拆迁对个体身体健康影响并不显著，本章在后面稳健性检验、异质性分析中仅考察了房屋拆迁对个体心理健康的影响。

表 5 - 22　　　　房屋拆迁对居民身体健康和心理健康的影响

变量	（1）	（2）	（3）	（4）
	身体健康	身体健康	心理健康	心理健康
房屋拆迁	0.014 (0.042)	0.012 (0.042)	0.349** (0.154)	0.336** (0.153)
年龄		-0.001 (0.001)		-0.005 (0.004)
受教育程度		-0.004 (0.004)		0.005 (0.021)
婚姻状况		-0.029 (0.024)		0.975*** (0.108)
户籍		-0.000 (0.023)		-0.299*** (0.090)
收入		0.001 (0.001)		0.004 (0.004)
吸烟		0.046** (0.021)		-0.153* (0.084)
家庭规模		0.006 (0.004)		0.058*** (0.016)
医疗财政支出		-0.050 (0.066)		0.127 (0.273)

续表

变量	（1）	（2）	（3）	（4）
	身体健康	身体健康	心理健康	心理健康
经济发展		0.056 (0.051)		0.866*** (0.211)
普惠金融		0.122* (0.072)		0.086 (0.257)
个体固定效应	是	是	是	是
时间固定效应	是	是	是	是
常数项	2.886*** (0.006)	3.041** (1.426)	27.275*** (0.020)	14.118** (5.710)
样本量	93261	93261	69658	69658
拟合优度	0.008	0.008	0.054	0.059

注：（1）*、**、***分别表示10%、5%和1%的显著性水平；（2）括号里面报告了系数聚类标准误（聚类到个体）。

（2）平行趋势检验。

要保证房屋拆迁对居民健康影响的有效性需要保证受到房屋拆迁影响的个体与未受到房屋拆迁影响的居民在房屋拆迁前心理健康状况变动趋势保持一致。也即，拆迁组和未拆迁组需要满足平行趋势（Parallel trend）假定。以往研究往往通过画图法或事件研究法来对平行趋势假定进行检验。由于在2012～2018年，不同年份均有新的拆迁发生，也就是说拆迁这一政策并非在某个时点一刀切，而是逐渐推行。因此，采用画图法对平行趋势进行检验不再适配。参照雅各布森（Jacobson，1993）、李（Li，2016）以及金刚和沈坤荣（2019）的研究，本章采用事件研究法来对平行趋势进行检验。其模型设定如下：

$$Y_{it} = \alpha_0 + \beta_{-2} before_2 + \beta_{-1} before_1 + \beta_1 after_1 + \beta_2 after_2 + \beta X + \lambda_t + \mu_i + \varepsilon_{it}$$

$$(5-6)$$

其中，Y_{it}代表被解释变量心理健康；α_0代表模型估计的常数项；$before_2$、$before_1$、$after_1$、$after_2$均代表距离房屋拆迁初始年份的虚拟变量。以$after_2$为例，若个体所在家庭2012年经历了拆迁，且个体的受访年份为2018年，则该变量赋值为1，否则赋值为0。若个体为处理组，且受访年份距离家庭受房屋拆迁初始年份后2年（因为CFPS两年调查一次），则$after_1$赋值为

1，否则 $after_1$ 赋值为 0。若个体为处理组，且受访年份距离家庭受房屋拆迁初始年份前 4 年，则 $before_2$ 赋值为 1，否则 $before_2$ 赋值为 0。若个体为处理组，且受访年份距离家庭受房屋拆迁初始年份前 2 年，则 $before_1$ 赋值为 1，否则 $before_1$ 赋值为 0。X 代表个体受教育程度、婚姻状况、收入、吸烟、医疗卫生财政支出、经济发展水平、普惠金融发展等一系列控制变量。λ_t 代表时间效应；μ_i 代表不随时间变化的随机误差项。ε_{it} 代表既随个体变化又随时间变化的随机扰动项。β_{-2}、β_{-1}、β_1、β_2 分别代表 $before_2$、$before_1$、$after_1$、$after_2$ 的估计系数。若 β_{-2}、β_{-1} 估计系数不显著，则表明在房屋拆迁之前处理组与控制组个体心理健康变动趋势相同，满足平行趋势检验。

图 5 - 1 报告了平行趋势检验结果。具体而言，报告了估计系数与 90% 的置信区间。图 5 - 1 表明，β_{-2}、β_{-1} 估计系数负向不显著（β_{-2}、β_{-1} 估计系数的置信区间包含了 0）。综上可知，在房屋拆迁之前，拆迁组和未经历拆迁组满足平行趋势假定。

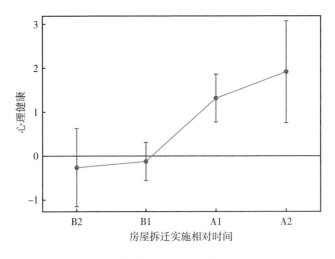

图 5 - 1　平行趋势检验

（3）房屋拆迁影响居民健康的稳健性检验。

为保证上面估计结果的稳健性，本章进一步使用 PSM - DID 来考察房屋拆迁对个体心理健康的影响。尽管政府的拆迁行为相对外生，考虑到某些个体在拆迁之前可能提前得到了与拆迁有关的信息，在房屋拆迁之前购买将要拆迁的住房，以获得拆迁补偿。此外，被拆迁的房屋在地理以及区位条件等方面可能也存在一定差异。综上可知，拆迁的过程可能并非随机。也即，可能会存在一定的选择偏差，从而使得估计结果存在偏误。因此，本章采用逐年匹配的方法，分别为 2012 年、2016 年以及 2018 年拆迁户找到与之匹配的控制组（未受到拆迁影响的个体）。以 2012 年为例，结合可观察到的居民的年龄、受教育程度、婚姻状况、户籍、收入、是否吸烟、家庭规模、医疗卫生财政支出、经济发展水平以及普惠金融发展等变量，通过 PSM 来得到家庭被拆迁的概率预测值，进而为受到拆迁影响的个体找到与之对应的对照组个体（家庭未经历拆迁）。PSM 需要满足条件独立假定和共同支撑假定（common support）两个前提。条件独立假定意味着在控制了个体的年龄、受教育程度、婚姻状况、户籍、收入、是否吸烟、家庭规模、医疗卫生财政支出、经济发展水平以及普惠金融发展等变量之后，个体的心理健康状况独立于拆迁；共同支撑保证了处理组（家庭经历拆迁的个体）与控制组（家庭未经历拆迁的个体）的倾向得分取值范围有相同部分。表 5 – 23 报告了 2012 年匹配前后得到的标准化偏差①，匹配后（此处使用的是 K =4 的 K 近邻匹配）所有变量的标准化偏差均小于10%，且所有 T 检验结果不拒绝控制组与处理组无系统差异的原假设，说明此处的匹配分析通过了样本的平衡性检验。由图 5 – 2 和图 5 – 3 可知，相较于匹配前，匹配后处理组和控制组大部分观测值均处在共同取值范围内，且拟合程度较好②。以上结果表明 PSM 满足共同支撑假定。

表 5 – 23　　　　　　2012 年倾向得分匹配平衡性检验结果

变量	匹配状态	均值		标准偏差	T 值	T 检验 P 值
		处理组	控制组			
年龄	前	73.039	72.215	4.9	1.38	0.167
	后	73.039	72.225	4.9	1.01	0.312
受教育程度	前	7.005	6.829	3.6	1.01	0.311
	后	7.005	7.039	– 0.7	– 0.14	0.887

① 2016 年和 2018 年倾向得分匹配平衡性检验结果报告于附录中附图 5 – 3 和附图 5 – 5。
② 2016 年和 2018 年倾向得分匹配前后的概率密度图报告于附录中附图 5 – 4 和附图 5 – 6。

续表

变量	匹配状态	均值		标准偏差	T 值	T 检验 P 值
		处理组	控制组			
婚姻状况	前	0.865	0.850	4.4	1.24	0.216
	后	0.865	0.867	-0.4	-0.09	0.928
户籍	前	0.569	0.440	25.9	7.34	0.000
	后	0.569	0.561	1.3	0.27	0.784
收入	前	5.217	4.64	11.8	3.35	0.001
	后	5.217	5.17	1.0	0.20	0.844
吸烟	前	0.309	0.307	0.3	0.08	0.936
	后	0.309	0.297	2.5	0.51	0.607
家庭规模	前	4.210	4.343	-7.4	-2.04	0.042
	后	4.210	4.232	-1.2	-0.26	0.798
医疗卫生财政支出	前	23.931	23.98	-12.6	-3.41	0.001
	后	23.931	23.98	0.3	0.06	0.950
经济发展水平	前	10.563	10.557	1.5	0.44	0.657
	后	10.563	10.559	5.8	1.16	0.248
普惠金融发展	前	4.593	4.577	8.0	2.36	0.018
	后	4.593	4.584	4.5	0.90	0.367

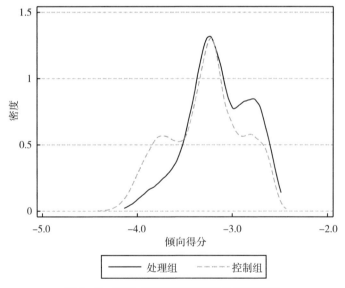

图 5-2 2012 年匹配前倾向得分概率密度

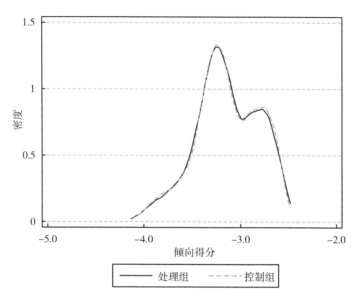

图 5 - 3　2012 年匹配后倾向得分概率密度

参考赵西亮（2015）、罗森鲍姆和鲁宾（Rosenbaum and Rubin，1983）以及张等（Zhang et al.，2022）的研究，本章使用 K（K = 1，K = 4）近邻匹配、核匹配、半径匹配以及局部线性回归匹配 5 种匹配方法对 2012 年、2016 年以及 2018 年数据进行逐年匹配，并基于匹配后得到的新样本，采用双重差分模型来考察拆迁对个体心理健康的影响。同时，为保证估计结果的稳健性，本章还不区分年份直接进行以上 5 种匹配，并基于匹配后得到的新样本采用双重差分模型进行重新估计。表 5 - 24 分别报告了 K（K = 1，K = 4）近邻匹配、核匹配、半径匹配以及局部线性匹配 5 种匹配方法的估计结果①。由表 5 - 24 估计结果可知，无论使用哪种匹配方法得到的新样本进行估计，拆迁对个体心理健康影响的估计结果均正向显著，与第 4 章估计结论一致，说明拆迁对个体心理健康有显著正向影响这一结论是稳健的。

———————————

①　需要注意的是，这里的样本量指的是在匹配时使用的样本。

表 5 – 24　　　　拆迁对居民心理健康的影响（PSM – DID 估计结果）

匹配方法		(1)	(2)	(3)	(4)	(5)
		K = 1 近邻匹配	K = 4 近邻匹配	核匹配 匹配	半径匹配	局部线性匹配
逐年匹配	房屋拆迁	0.3283 ** (0.1530)	0.3283 ** (0.1530)	0.3382 ** (0.1530)	0.3312 ** (0.1530)	0.3383 ** (0.1530)
	样本量	69658	69658	69658	69658	69658
不区分年份匹配	房屋拆迁	0.3333 ** (0.1530)	0.3333 ** (0.1530)	0.3333 ** (0.1530)	0.3283 ** (0.1531)	0.3332 ** (0.1530)
	样本量	69658	69658	69658	69658	69658

注：（1）** 表示5%的显著性水平；（2）括号里面报告了系数聚类标准误（聚类到个体）。

除 PSM – DID 外，本章还进行了三个稳健性检验。首先，尽管上面尽可能控制了影响居民心理健康的个体特征、家庭因素以及宏观因素。然而，一些省份随时间变化的因素也可能会对个体的心理健康产生影响。因此，参考陈和房（Chen and Fang, 2021）的研究，本章进一步控制了省份—时间联合固定效应。其次，考虑到直接加总可能会带来测量误差，本章在此处通过因子分析和主成分分析这两种不同的方法来度量居民心理健康。同时，由于某些省份在 2012 ~ 2018 年并未进行过拆迁。这些没有过拆迁的省份其居民或家庭特征可能和那些经历过拆迁的省份存在一些差异。而这些差异可能会导致房屋拆迁对个体健康影响的估计结果出现偏差。因此，本章删除了没有进行过拆迁的省份所对应的调查样本，使用双重差分模型进行重新估计。由表 5 – 25 估计结果可知，无论哪一种稳健性检验，房屋拆迁对个体心理健康的影响均正向显著，进一步说明房屋拆迁会对个体健康有显著正向影响这一结论是稳健的。

表 5 – 25　　　　房屋拆迁对健康影响稳健性检验估计结果

变量	(1)	(2)	(3)	(4)
	检验一	检验二		检验三
房屋拆迁	0.386 ** (0.153)	0.063 ** (0.030)	0.071 ** (0.032)	0.333 ** (0.153)
年龄	− 0.007 (0.004)	− 0.002 ** (0.001)	− 0.001 (0.001)	− 0.005 (0.004)

续表

变量	（1）	（2）	（3）	（4）
	检验一	检验二		检验三
受教育程度	0.001 (0.021)	-0.005 (0.004)	-0.004 (0.004)	0.006 (0.021)
婚姻状况	0.965*** (0.107)	0.129*** (0.020)	0.152*** (0.022)	0.980*** (0.108)
户籍	-0.222** (0.092)	-0.059*** (0.017)	-0.059*** (0.019)	-0.294*** (0.090)
收入	0.003 (0.004)	-0.001 (0.001)	0.000 (0.001)	0.004 (0.004)
吸烟	-0.147* (0.083)	-0.045*** (0.016)	-0.033* (0.017)	-0.150* (0.084)
家庭规模	0.050*** (0.016)	0.009*** (0.003)	0.011*** (0.003)	0.058*** (0.016)
医疗财政支出	-0.239 (0.491)	0.002 (0.049)	0.008 (0.056)	0.069 (0.286)
经济发展	1.492 (1.024)	0.119*** (0.039)	0.205*** (0.044)	0.905*** (0.214)
普惠金融	-4.237 (3.973)	-0.073 (0.051)	0.003 (0.054)	0.084 (0.258)
省份—时间联合 固定效应	是	否	否	否
个体固定效应	是	是	是	是
时间固定效应	是	是	是	是
常数项	37.274** (14.977)	-0.867 (1.053)	-2.386** (1.163)	15.089** (5.973)
样本量	69658	69658	69658	69585
拟合优度	0.070	0.010	0.012	0.059

注：（1）＊、＊＊、＊＊＊分别表示10%、5%和1%的显著性水平；（2）括号里面报告了系数聚类标准误（聚类到个体）。

5.7.1.6 房屋拆迁对居民健康的异质性影响

（1）性别异质性。

大量行为经济学和实验经济学的研究表明，男性与女性在经济偏好上存在很大区别（Croson and Gneezy，2009；Bertrand，2011；Li et al.，2020）。同时，由于女性和男性在生理上存在巨大差异，女性倾向于内化她们的心理健康问题，而男性倾向于外化他们的心理健康问题（Baird et al.，2013）。埃斯奎丝等（Else – Quest et al.，2012）的研究表明，相较于男性而言，女性更加敏感，更容易受到外部冲击的影响。此外，性别认同导致女性和男性在面对同等财富的增加时产生的反应存在异质性。大部分人的观念是男性的收入应该高于女性。因此，在面对财富增值时，性别认同使得家庭财富给女性带来的效用高于男性。因此，房屋拆迁带来的财富冲击对女性和男性的影响可能存在差异。鉴于此，本章使用双重差分模型分别考察了房屋拆迁对男性以及女性心理健康的影响。表 5 – 26 第（1）列和第（2）列估计结果表明，房屋拆迁对女性心理健康的影响正向显著，对男性心理健康的影响正向不显著，且房屋拆迁对女性心理健康影响的估计系数大于男性，这说明拆迁对女性心理健康的影响大于男性。

表 5 – 26　　　　　房屋拆迁对居民心理健康异质性影响估计结果

变量	(1) 女性	(2) 男性	(3) 城镇	(4) 农村	(5) 小于 45 岁	(6) 大于 44 岁
房屋拆迁	0.370 * (0.208)	0.312 (0.228)	0.244 (0.199)	0.563 ** (0.253)	− 0.2942 (0.3565)	0.3563 * (0.1926)
年龄	0.005 (0.007)	− 0.015 ** (0.006)	− 0.001 (0.007)	− 0.007 (0.006)		
受教育程度	0.028 (0.030)	− 0.020 (0.030)	− 0.019 (0.032)	0.029 (0.030)	0.0020 (0.0308)	0.0364 (0.0380)
婚姻状况	0.878 *** (0.156)	1.085 *** (0.148)	0.846 *** (0.157)	1.207 *** (0.165)	0.4931 *** (0.1825)	1.7943 *** (0.2026)
户籍	− 0.488 *** (0.129)	− 0.103 (0.125)			− 0.4550 ** (0.1809)	− 0.1362 (0.1318)

续表

变量	（1）女性	（2）男性	（3）城镇	（4）农村	（5）小于 45 岁	（6）大于 44 岁
收入	-0.002 （0.006）	0.008 （0.005）	-0.003 （0.006）	0.007 （0.007）	-0.0097 （0.0082）	0.0165 *** （0.0059）
吸烟	-0.244 （0.317）	-0.147 * （0.086）	-0.333 *** （0.123）	-0.051 （0.117）	-0.0329 （0.1989）	-0.1178 （0.1077）
家庭规模	0.084 *** （0.023）	0.030 （0.023）	0.057 ** （0.026）	0.044 * （0.022）	0.0544 （0.0375）	0.0466 ** （0.0219）
医疗财政支出	-0.006 （0.366）	0.260 （0.405）	-0.774 ** （0.327）	0.258 （0.450）	-1.0533 ** （0.5168）	0.2023 （0.3859）
经济发展	0.827 *** （0.289）	0.920 *** （0.306）	0.869 *** （0.276）	1.485 *** （0.346）	1.5020 ** （0.5962）	1.0526 *** （0.2985）
普惠金融	0.367 （0.375）	-0.194 （0.351）	-0.622 * （0.348）	0.141 （0.434）	0.9342 （1.3017）	-0.0734 （0.3340）
个体固定效应	是	是	是	是	是	是
时间固定效应	是	是	是	是	是	是
常数项	15.216 ** （7.763）	12.918 （8.398）	39.375 *** （7.118）	3.606 （9.192）	32.5515 *** （11.2798）	9.5294 （7.9083）
样本量	35391	34267	32661	36997	20611	49047
拟合优度	0.058	0.061	0.058	0.062	0.0844	0.0579

注：（1）*、**、*** 分别表示 10%、5% 和 1% 的显著性水平；（2）括号里面报告了系数聚类标准误（聚类到个体）。

（2）户籍异质性。

中国城乡地区家庭财富存在显著的差异，农村地区家庭财富积累要远小于城市地区。按照边际效用递减规律，相同财富水平的提高给农村家庭带来的效用可能要高于城市地区。同时，农村地区消费水平要远低于城市地区，相同的拆迁款在农村地区能更好地改善家庭生活条件。此外，尽管农村地区空气质量大部分要高于城市，但农村地区的居住环境与城市相比相对较差。例如，农村部分地区的厕所还是老式的旱厕，这为蚊蝇滋生提供了生存环境，而其携带的病菌又容易导致甲型肝炎等多种疾病发生和流行，这可能会给人们带来很大的心理负担，进而降低个体心理健康水平。

此外，大部分居民在拆迁后不仅能得到现金补贴，还会被统一安排到一个较为集中且环境较好的地方居住，能很好地解决旱厕以及饮水问题，大大改善了他们的生活环境，也能很好地提高他们的生活满意度。因此，本章预期房屋拆迁对农村地区居民健康的影响要大于城镇地区。

为验证以上猜想，本章将样本分为城镇和农村样本，分别使用双重差分模型考察房屋拆迁对城镇居民以及农村居民心理健康的影响。由表 5 - 26 第（3）列和第（4）列估计结果可知，房屋拆迁对农村地区居民心理健康的影响正向显著，对城镇居民心理健康的影响正向不显著。此外，对比房屋拆迁对不同地区居民心理健康影响的估计系数可知，房屋拆迁对农村地区居民心理健康影响的估计系数要大于城镇地区，说明房屋拆迁对农村地区居民心理健康的影响要大于城市地区。

（3）年龄异质性。

经典的生命周期理论认为，由于年龄较大的个体其更加接近于生命周期的末端，其对未预期到的财富冲击可能更为敏感，其行为更可能受到财富冲击的影响。例如，赵和伯格（Zhao and Burge，2017）的研究表明，年龄更大的个体其劳动力供给受到财富冲击的影响更大。因此，本章预期房屋拆迁对不同年龄居民健康的影响可能并非同质，鉴于此，本章考察了房屋拆迁带来的财富冲击对不同年龄个体心理健康影响的异质性。本章将样本分为青年样本（年龄小于 45 岁）和中老年样本（年龄大于或等于 45 岁），使用双重差分模型考察房屋拆迁对不同年龄居民心理健康影响的异质性。由表 5 - 26 第（5）列和第（6）列估计结果可知，房屋拆迁对 45 岁以下居民心理健康没有显著影响，对中老年个体心理健康影响的估计系数为 0.3563，正向显著。综上可知，房屋拆迁对中老年个体心理健康的影响要大于青年个体。

5.7.1.7 房屋拆迁金额对居民健康的影响

上面考察了家庭是否经历拆迁对心理健康的影响，本章在此小节进一步考察了家庭得到的拆迁补贴金额对居民心理健康的影响。拆迁补偿金额越大，其对居民带来的财富冲击更大。因此，本章预期拆迁补贴金额也会对居民心理健康产生显著正向影响。表 5 - 27 第（1）列估计结果表明，拆迁补贴金额对居民心理健康影响的估计系数为 0.0054，在 1% 显著性水平上正向显著，说明拆迁补贴金额对居民心理健康有显著正向影响。

5.7.1.8　作用机制检验

（1）房屋拆迁对居民健康保险投入的影响。

房屋拆迁能从以下两个方面影响居民的健康保险投入。首先，经历拆迁的家庭获得了一笔较为可观的"意外之财"，这一外生且正向的财富冲击提高了家庭的预算约束，使得家庭能有更多的闲钱投入健康保险。其次，对于部分拆迁户，政府作为补偿可能会给他们购买健康保险。因此，房屋拆迁可能会提高居民健康保险投入。此外，本章的理论部分也证实了健康保险投入能对个体健康有正向的促进作用。因此，本章认为医疗保险投入可能是房屋拆迁提高居民心理健康的渠道之一。

本章使用是否购买医疗保险作为居民健康保险投入的代理变量。表 5－27 第（2）列报告了房屋拆迁对居民是否购买医疗保险的影响。关于被解释变量的定义，若居民购买了医疗保险则赋值为 1，否则赋值为 0。表 5－27 第（2）列房屋拆迁对是否购买医疗保险影响的估计系数为 0.1242，在 5% 显著性水平上正向显著，说明房屋拆迁能显著提高居民医疗保险购买的可能性，与本书第 3 章理论分析所得结论一致。综上可知，"房屋拆迁"带来的正向财富冲击能通过促进居民健康保险投入进而影响其健康状况。

表 5－27　　　　房屋拆迁对居民健康影响以及作用机制检验估计结果

变量	（1）	（2）	（3）	（4）
	心理健康	医疗保险	过度劳动	
	全样本	全样本	是否过度劳动	是否重度过度劳动
拆迁补贴金额	0.0054 ***			
	(0.0016)			
房屋拆迁		0.1242 **	− 0.0383 **	− 0.0375 **
		(0.0565)	(0.0193)	(0.0146)
年龄	− 0.0050	0.0129 ***	− 0.0008	− 0.0006
	(0.0045)	(0.0006)	(0.0006)	(0.0005)

续表

变量	（1）心理健康 全样本	（2）医疗保险 全样本	（3）过度劳动 是否过度劳动	（4）过度劳动 是否重度过度劳动
受教育程度	0.0042 (0.0211)	0.0191*** (0.0022)	0.0079*** (0.0021)	0.0004 (0.0018)
婚姻状况	0.9725*** (0.1077)	0.4633*** (0.0212)	-0.0458*** (0.0125)	-0.0173* (0.0096)
户籍	-0.2984*** (0.0897)	-0.2718*** (0.0190)	0.0195 (0.0128)	0.0236** (0.0104)
收入	0.0043 (0.0042)	0.0019 (0.0018)	0.0239*** (0.0007)	0.0135*** (0.0005)
吸烟	-0.1547* (0.0835)	0.0053 (0.0191)	0.0400*** (0.0110)	0.0164* (0.0091)
家庭规模	0.0583*** (0.0160)	0.0164*** (0.0047)	0.0029 (0.0021)	0.0014 (0.0017)
医疗财政支出	0.1156 (0.2728)	0.2113*** (0.0204)	-0.0067 (0.0329)	-0.0383 (0.0288)
经济发展	0.8696*** (0.2107)	-0.5659*** (0.0396)	-0.1053*** (0.0268)	-0.0226 (0.0233)
普惠金融	0.1002 (0.2574)	0.2388** (0.1127)	0.5657*** (0.0433)	0.1580*** (0.0328)
个体固定效应	是	是	是	是
时间固定效应	是	是	是	是
常数项	14.2858** (5.7110)	0.0042 (0.5204)	-1.0935 (0.7119)	0.5544 (0.6064)
样本量	69632	93020	70850	70850

注：（1）*、**、*** 分别表示10%、5%和1%的显著性水平；（2）括号里面报告了系数聚类标准误（聚类到个体）。

（2）房屋拆迁对居民过度劳动的影响。

大量研究表明，当居民得到了一笔"意外"的财富后会减少其劳动力供给（Li et al., 2020；Li and Xiao, 2020；Cesarini et al., 2017）。事实上，本书第3章理论分析也表明家庭财富的提高可能会通过抑制个体过度劳动进而提高其健康水平。因此，本章预期房屋拆迁可能会通过抑制居民过度劳动，进而提高其健康状况。

　　为验证以上猜想，本章使用双重差分模型考察了房屋拆迁对个体是否过度劳动以及是否重度过度劳动的影响。若个体每周工作时间超过 50 个小时，则认为个体过度劳动。若个体每周工作时间超过 62 个小时，则认为个体重度过度劳动。表 5－27 第（3）列～第（4）列报告了房屋拆迁对个体是否过度劳动以及是否重度过度劳动的影响。表 5－27 第（3）列和第（4）列估计结果表明，房屋拆迁对是否过度劳动以及是否重度过度劳动的影响均负向显著，说明房屋拆迁对个体过度劳动行为有明显的抑制作用。综上可知，房屋拆迁带来的财富冲击可能通过抑制个体过度劳动，进而提高其心理健康水平，与第 3 章理论分析结果一致。

5.7.2　住房制度改革、财富冲击对居民健康的影响

　　鉴于住房制度改革能给居民带来巨大的财富冲击，已有大量研究考察了住房制度改革这一"准自然实验"对家庭消费、创业等经济行为的影响（尹志超和甘犁，2010；周京奎和黄征学，2014；Wang，2012）。目前，本章尚未发现有研究考察我国"住房制度改革"这一可能对家庭财富产生正向冲击的"准自然实验"与居民健康的因果关系。鉴于此，本章基于 20世纪 90 年代我国城镇地区的住房制度改革这一"准自然实验"，使用双重差分模型细致地考察了家庭财富冲击对居民身体健康的影响。此外，尽管已往研究在识别住房改革影响的净效应时，使用方法不尽相同。然而，上面有关住房改革对微观主体经济行为影响的文献均使用的 CHNS 数据。其原因是 CHNS 是我国现有微观数据中唯一调查期限涵盖住房改革的微观面板数据。因此，本章也使用 CHNS 数据检验住房改革对个体身体健康的影响。由于 CHNS 数据库中并未包含较为完整的与心理健康状况有关的测量指标。因此，受数据的限制，本章在此章节只考察了"住房制度改革"对居民身体健康的影响，并未考察其对个体心理健康的影响。

5.7.2.1　住房制度改革背景

　　中华人民共和国成立伊始，我国住房制度改革经历了多次重大调整与

历史变迁。中华人民共和国成立初期，在意识形态上遵循共产主义社会改造学说，包括住房制度在内的一系列经济社会制度都是为贯彻社会主义公有制服务。恩格斯在《论住宅问题》中旗帜鲜明地反对住房私有化，他认为住房私有化是对工人的一种压榨和剥削。这些思想也潜移默化影响了我国计划经济时代的城镇住房制度。1949 年 8 月 12 日的《人民日报》指出"应当把所有城市房屋看作是社会的财产"。受意识形态以及当时客观环境的影响，当时的中国私有住房公有化是大势所趋，我国人口的急剧增加又进一步加速了私房公有化的进程。1955 年《关于目前城市私有房产基本情况及进行社会主义改造的意见》的提出，意味着私有住房的社会主义改造正式确立。在经历了诸多变革后，政府在住房投资、住房分配以及住房的经营管理等方面均占主导地位。由于当时国防建设是重中之重，这导致了当时的住房投资占比一路下滑，1970 年住房投资占基本建设投资的比重仅为 2.6%。此外，低租金的福利分房使得住房的融资机制严重扭曲。由于缺乏经济激励，新建住房配套简陋、质量低劣，这使得我国城市居民的住房条件越发糟糕①。20 世纪 70 年代末 80 年代初住房问题对人们正常生活和工作造成了严重困扰，这倒逼我国政府对住房制度进行改革。

　　1978 年 9 月，北京城市住宅建设会议传达了邓小平的一次谈话。1978年邓小平同志指出："要允许私人建房，从多方面解决住房问题。"十一届三中全会召开后，1980 年邓小平同志针对住房问题的讲话中进一步指出，不仅可出售新房，老房同样也可出售。邓小平同志的这两次讲话开启了对福利住房制度的改革，也为之后的住房改革指引了方向。在 20 世纪 70 年代中后期，我国逐步推行了住房改革。住房制度的调整和变迁对我国居民的居住状况以及民生福利都产生了重要影响。以往研究表明，我国住房改革可大致分为三个阶段（周京奎和黄征学，2014）。第一个阶段可概括为"提高租金，以租促售"。第二个阶段为"低价出租、租售并举"。第三个阶段则为"住房分配货币化"。

　　我国政府最开始实行住房制度改革目的是摆脱福利住房所带来的财政

---

　　① 中华人民共和国成立初期，城市人均住房面积为 5.5 平方米，而改革开放前夕，城市人均住房面积仅仅只有 3.6 平方米，相较于新中国成立初期不升反降（侯淅珉等，1999）。

负担。因此，在住房制度改革前期，对提高租金以及出售公房进行了诸多尝试。1980 年 6 月中共中央、国务院批转了《全国基本建设工作会议汇报提纲》，这一文件正式提出了住房商品化制度。但由于公房租买比价不合理，且政府在补贴售房中财政负担过重等原因，导致补贴售房遭到了极大阻力，并在 1986 年叫停。虽然这一阶段的住房制度改革以失败告终，但"允许私人买房建房，居民可将住宅作为自己的私有财产进行出售"的共识已深入人心。1988 年第一次全国住房制度改革工作会议印发了《关于在全国城镇分期分批推行住房制度改革的实施方案》，住房制度改革正式纳入我国改革开放的大规划。1994 年国务院颁布了《关于深化城镇住房制度改革的决定》，该文件为中国住房改革构建了一个综合性的框架。此外，1994 年还对房地产管理、房屋交易等建立了相应的制度。

　　1994 年 7 月，国务院颁布了将公有部门员工现住房低价出售给员工的政策，居住在公有住房的员工有机会购买全部或部分的房屋产权。对于只获得了部分产权的员工而言，其拥有永久使用、遗赠和将其作为抵押贷款缓解借贷约束的权利，在购买房屋满 5 年以后，拥有部分产权的员工有权利出售住房，但出售住房所获得的收益需要与单位共享。对于购买了全部产权的居民而言，房屋的使用以及出售方面不受任何限制，在出售房屋后获得的收益也不用与单位共享。事实上，住房制度改革的本质就是公有部门逐渐将公有住房出售给员工的过程（尹志超和甘犁，2010）。此外，以往研究表明，居民事先并未对住房制度改革的时间和具体内容有所预判。同时，家庭在购买"房改"房时有严格的规定，每个家庭只能购买一套。也即，住房制度改革和家庭的初始财富没有必然联系，住房制度改革表现为一个外生的制度变化，可将住房制度改革视为一个外生的"准自然实验"（尹志超和甘犁，2010；Wang，2012）。

　　值得注意的是，住房改革的文件并未对员工何时购买公有住房有硬性的时间要求。由于当时政府希望居住在公有住房的员工尽早购买其居住的公有住房。因此，为了鼓励员工尽快购买其居住的住房，政府对于这部分住房制定了比较弹性的价格进行出售，员工越早购买房屋，享受到的折扣越多，其成交价格平均而言也越低。此外，为了进一步鼓励员工购买公有住房，政府还提高了公有住房的租金价格。买房价格的降低以及租金价格的上涨促使大部分员工纷纷购买其居住的公有住房。即使那些面对资金约束的家庭也会通过抵押贷款或其他借贷途径筹集资金购房。

在住房制度改革的过程中，公有部门有权将员工所居住的公有住房以低于市场价值的优惠价格出售给员工，这些员工大部分以平均低于当时市场价 15% 的价格购买到当时居住的公有住房。王（Wang，2012）基于 1995 年中国家庭收入项目调查数据（CHIPS）计算发现，公有住房的平均价格与当时住房市场价格平均差价接近 25000 元，这相当于当时城镇家庭平均年收入的两倍。受到住房制度改革的家庭相当于获得了一笔来自公有部门的财富转移，且数额十分可观。此外，这些未将房屋出售的家庭还可以将房屋出租，进而获得租金。更为重要的是，在住房制度改革后，我国房地产市场的蓬勃发展带来了房价的飞速上升，这使得这些通过低价购买到公有住房且并未将公有住房出售的家庭，房产财富得到了快速提高。

5.7.2.2 数据来源与变量选取

（1）数据来源。

本章考察住房制度改革对居民健康影响的数据主要来源于中国健康与营养调查数据（CHNS）。同时，为缓解遗漏变量带来的测量误差，本章还进一步匹配了省份层面的经济发展水平[①]。对于数据处理方面，本章删除了部分存在缺失值的样本。同时，本章还删除了所有存在异常值的样本。

（2）变量选取。

虽然 CHNS 数据在 1991 年、1993 年以及 1997 年均包含了个体自评健康的相关信息，但在 1997 年后问卷中并未对个体的自评健康状况进行询问。因此，在考察住房制度改革对个体身体健康的影响时，本章并未使用个体自评健康来对其身体状况进行测度。参照雷和林（Lei and Lin，2009）、俞峰等（2022）的研究，本章通过个体在受访前四周的身体状况来对其身体健康水平进行测度。CHNS 问卷询问了个体在过去四周中的身

---

① 经济发展水平的数据来源于 Wind 数据库。由于缺乏 2011 年之前的普惠金融数据以及医疗卫生公共财政支出数据，本章在考察住房制度改革对个体身体健康影响时，并未控制医疗卫生公共财政支出及普惠金融发展。

体状况，其具体询问的问题为："过去四周中，你是否生过病或受过伤？是否患有慢性病或急性病？"。受访者可回答"无"或者"有"以及"不知道"。本章删除了回答为"不知道"的样本。若受访者回答为"有"，则个体身体健康赋值为 0，否则赋值为 1。

　　本章利用"住房制度改革"作为外生的政策冲击，将政策实施时间（Post）以及用于区分处理组和控制组这一虚拟变量（Treat）的交互项作为核心解释变量（Treat × Post）。对于政策实施时间的确定，由于 1994 年 7 月中共中央宣布在我国实行公有住房改革，1994 年之前则定义为政策实施前。此时，政策发生前的 1989 年、1991 年以及 1993 年三个年度 Post 取值为 0。尽管不同地区住房制度改革的实施不尽相同，存在时间差异，但由于 CHNS 在 1994～1997 年并没有进行调研，而截至 1997 年我国各省份均已实施了住房制度改革政策。因此，本章将政策发生后的 1997 年、2000年、2004 年、2006 年、2009 年、2011 年六个年度 Post 取值为 1。对于处理组的确定，CHNS 问卷中并未直接体现家庭是否受到住房制度改革的影响。因此，本章无法通过问卷直接判断家庭是否受到住房制度改革影响。参照王（Wang，2012）的研究，本章对处理组的定义如下：若在 1997 年之前居住在公有住房且夫妻至少有一方在公有部门就业的家庭。这意味着只要个体居住在公有住房，即使个体并没有在公有部门就业，倘若其配偶在公有部门就业，该个体也被纳入处理组。此时，Treat 变量赋值为 1，否则赋值为 0。

　　为缓解遗漏变量造成的内生性问题，本章还控制了一系列控制变量。具体而言，本章控制了年龄、婚姻状况、个体受教育年限等个体特征变量；控制了家庭收入、家庭消费、家庭规模等家庭特征变量；此外，考虑到经济发展水平可能会影响个体的健康状况，本章还进一步控制了省份层面的经济发展水平等控制变量。表 5 - 28 报告了各变量的定义和描述性统计分析结果[①]。

―――――――――

　　[①]　由于 1989 年 CHNS 数据并未包含本章所使用的身体健康的数据。因此，相较于其余变量而言，身体健康的样本量要少很多。本章并未将身体健康存在缺失值的样本都删除掉，这是由于本章在机制分析的时候被解释变量为是否购买医疗保险，若删除掉所有身体健康存在缺失值的样本后，在后面的机制检验中会损失掉较多样本。

表 5 - 28 变量描述性统计分析

变量定义	变量说明	样本量	均值	最小值	最大值
身体健康	自评健康，数值越高则越健康	58065	0.909	0.000	1.000
年龄	问卷年份减去出生日期	70730	39.584	3.000	94.000
受教育年限	个体接受教育的年限	70730	7.052	0.000	19.000
婚姻状况	已婚赋值为1，否则赋值为0	70730	0.774	0.000	1.000
家庭总收入	家庭总收入（取对数）	70730	9.028	0.000	13.711
家庭总消费	家庭总消费（取对数）	70730	5.577	0.000	14.018
家庭规模	家庭人口数	70730	4.251	1.000	14.000
经济发展水平	省份层面 GDP（取对数）	70730	8.543	6.620	11.321

5.7.2.3 计量模型

参照伯特兰和穆莱纳森（Bertrand and Mullainathan，2003）、贝克等（Beck et al.，2010）、王（Wang，2012）的研究，本章使用双重差分模型考察住房制度改革对居民身体健康的影响。具体的模型设定如下：

$$Heath_{it} = \alpha + \lambda Treat \times Post + \lambda_1 Treat + \lambda_2 Post + \beta X + \mu_i + \lambda_t + \varepsilon_{it} \quad (5-7)$$

其中，$Heath_{it}$ 代表被解释变量个体的身体健康状况；$Treat$ 为是否处理组虚拟变量，该变量为家庭层面变量，家庭受到住房改革影响，取值为 1，不受住房制度改革影响，则取值为 0，$Post$ 为政策发生前后的虚拟变量，即政策发生前的 1989 年、1991 年以及 1993 年三个年度取值为 0，政策发生后的 1997 年、2000 年、2004 年、2006 年、2009 年、2011 年六个年度取值为 1；λ 为住房制度改革的政策效果，即住房改革对居民身体健康的影响，λ_1 反映了处理组和控制组的差异[①]，$Post$ 代表政策实施前还是实施后虚拟变量。X 代表年龄、婚姻状况、收入、家庭支出、家庭规模等控制变量。β 代表控制变量估计的系数向量。μ_i 为个体固定效应；λ_t 为时间固定效应；ε_{it} 代表既随时间变化又随个体变化的随机误差项。影响居民健康的因素是多方面的，但在 CHNS 数据中，可提取且在每年都进行追踪的个体

---

① 由于是否为处理组是不随时间变化的，会被固定效应所吸收。因此，在后面分析中本章并未报该变量的估计系数。

和家庭层面控制变量相对较少。而利用双重差分模型进行估计，在控制了个体固定效应后，可以有效克服在定量分析中难以进行衡量或全面量化而又不随时间发生变化因素的影响。

5.7.2.4　住房制度改革对居民健康影响估计结果

（1）基准回归结果。

表 5-29 报告了住房制度改革对居民身体健康影响的估计结果。表 5-29 第（1）列报告了未控制年龄、受教育年限、婚姻状况等控制变量的估计结果。其结果表明，住房制度改革对居民身体健康影响的估计系数为 0.037，在 5% 显著性水平上正向显著，说明住房制度改革对居民身体健康有显著正向影响。表 5-29 第（2）列报告了控制了年龄、受教育程度、婚姻状况等一系列控制变量后住房制度改革对个体身体健康的影响。表 5-29 第（2）列估计结果表明，住房制度改革对居民身体健康影响的估计系数为 0.036，依然正向显著。进一步说明住房制度改革会对居民身体健康产生显著的正向影响。对比房屋拆迁和住房制度改革对居民健康影响的结果可知。房屋拆迁对个体身体健康的影响正向不显著，而住房制度改革会对个体身体健康产生显著正向影响。这可能是由于受住房制度改革影响的群体是公有部门的就业人员，而受房屋拆迁影响的个体可能大多位于城乡接合部。相较于受拆迁影响的个体而言，受住房制度改革影响的群体，其学历及认知能力可能更高，能更好地分配获得的"意外"财富（如将资金用于购买保险、健身以及参加一些有利于健康的活动等），进而提高身体健康状况。

表 5-29　　　　　　　　　住房制度改革对居民身体健康的影响

变量	(1)	(2)
	身体健康	身体健康
住房制度改革	0.037 **	0.036 **
	(0.016)	(0.016)
年龄		0.005 *
		(0.003)
受教育程度		0.003 ***
		(0.001)

续表

变量	(1)	(2)
	身体健康	身体健康
婚姻状况		0.005
		(0.006)
收入		0.000
		(0.001)
消费		-0.000
		(0.001)
家庭规模		0.006 ***
		(0.002)
经济发展		-0.046 ***
		(0.017)
个体固定效应	是	是
时间固定效应	是	是
常数项	0.924 ***	1.059 ***
	(0.003)	(0.048)
样本量	58065	58065
拟合优度	0.017	0.018

注：（1）＊、＊＊、＊＊＊分别表示10%、5%和1%的显著性水平；（2）括号里面报告了系数聚类标准误（聚类到个体）。

（2）安慰剂检验。

上面住房制度改革对居民身体健康影响的有效性及可信性依赖于对照组（未受到住房制度改革影响的个体）与处理组（受住房制度改革影响个体）样本在住房制度改革前身体健康状况增长趋势保持一致。也即，处理组样本与控制组样本需要满足平行趋势（parallel trend）假定。对于平行趋势的检验，以往研究往往通过事件研究法以及画图法来检验是否满足平行趋势假定。参照以往研究的做法（Jacobson，1993；Li，2016；金刚和沈坤荣，2019），本章分别使用事件研究法及画图法来对平行趋势进行检验。事件研究法的模型设定如下：

$$Health_{it} = \alpha_0 + \beta_{-3} before_3 + \beta_{-1} before_1 + \beta_3 after_3 + \beta_7 after_7 + \beta_{10} after_{10}$$
$$+ \beta_{12} after_{12} + \beta_{15} after_{15} + \beta_{17} after_{17} + \beta X + \lambda_t + \mu_i + \varepsilon_{it} \qquad (5-8)$$

其中，$Health_{it}$代表被解释变量身体健康；α_0代表模型估计的常数项；

$before_3$ 代表距离住房制度改革初始年份的虚拟变量，若个体受到住房制度改革影响，且该个体的受访年份为 1991 年，则该变量赋值为 1，否则赋值为 0；$before_1$ 和 $before_3$ 类似，若个体为处理组样本，且个体受访年份为 1993，则 $before_1$ 赋值为 1，否则赋值为 0。若个体为处理组样本，且距离 1994 年政策实施后第 3 年，则 $after_3$ 赋值为 1，否则赋值为 0。$after_7$、$after_{10}$、$after_{12}$、$after_{15}$、$after_{17}$ 的定义与 $after_3$ 类似，简洁起见不再赘述。X 代表控制变量。λ_t 代表时间效应；μ_i 代表不随时间变化的随机误差项；ε_{it} 代表既随个体变化又随时间变化的随机扰动项。β_{-3}、β_{-1}、β_3、β_7、β_{10}、β_{12}、β_{15}、β_{17} 分别代表 $before_3$、$before_1$、$after_3$、$after_7$、$after_{10}$、$after_{12}$、$after_{15}$、$after_{17}$ 的估计系数。通过分析以上的估计系数可进一步分析住房制度改革前后的动态效应。若在住房制度改革前 β_{-3} 和 β_{-1} 的估计系数均不显著，则表明住房制度改革实施前控制组和处理组个体身体健康的变动趋势相同，满足平行趋势假定。

图 5-4 报告了通过事件研究法得到的平行趋势检验结果。具体而言，本章报告了估计系数和 90% 的置信区间。图 5-4 表明，β_{-3}（B3）和 β_{-1}（B1）的估计系数的置信区间均包含 0，说明 β_{-3}、β_{-1} 的估计系数均不显著。综上可知，在住房制度改革前，控制组和处理组满足平行趋势假定。

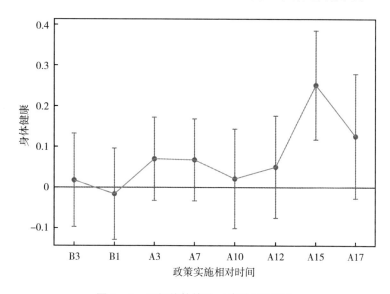

图 5-4　平行趋势检验（事件研究法）

为保证上面估计结果的稳健性，本章还进一步使用画图法来检验处理组和控制组是否满足平行趋势假定。具体而言，本章分别计算了 CHNS 所包含年份样本数据中每一年处理组样本和对照组样本身体健康的平均水平，并将每年处理组和控制组样本身体健康平均水平做成折线图。由图 5 – 5 折线图结果可知，在 1994 年之前，处理组样本身体健康状况的均值都呈现向上的趋势，进一步证明处理组样本和控制组样本在住房制度改革前满足平行趋势假定。

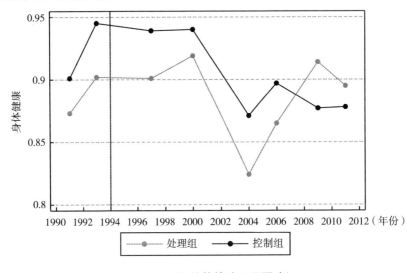

图 5 – 5　平行趋势检验（画图法）

（3）稳健性检验。

本章进一步使用 PSM – DID 来考察住房制度改革对个体健康的影响以保证估计结果的稳健性。由于住房制度改革政策的实施可能并非完全外生，可能会受到外商直接投资、政府预算支出、经济发展水平、地理位置等经济条件和区位条件的影响，存在选择偏差或系统性偏误。鉴于此，参照赫门等（Heyman et al. , 2007）的研究，本章使用逐年匹配的方法，为每一年受到住房制度改革影响的个体匹配到与之匹配的未受到改革影响的控制组个体。以 1991 年数据为例，本章首先基于个体年龄、受教育年限、婚姻状况、家庭总收入、家庭总消费、家庭规模、经济发展水平等变量估计出每个个体受到住房制度改革影响的倾向得分拟合值。其次，基于计算出的倾向得分为处理组样本（受住房制度改革影响的个体）匹配到未受到住房制度改革影响的对照组个体。

在进行倾向得分匹配之前，还需要满足平衡性假定。平衡性假定意味着在匹配分析得到的控制组样本以及处理组样本年龄、受教育年限、婚姻状况、家庭总收入、家庭总消费、家庭规模以及经济发展水平等变量不存在显著差异。表 5 – 30 报告了 1991 年平衡性检验结果（此处使用 K 近邻匹配，K = 4）[①]。由表 5 – 30 匹配后得到的标准化偏差可知，匹配后年龄、受教育年限、婚姻状况等所有控制变量的标准化偏差均小于 10%，且 T 检验结果表明，受住房制度改革影响的个体与未受到改革影响的控制组年龄、受教育年限等变量均不存在显著差异。以上结果表明本节的匹配分析满足平衡性假定[②]。

表 5 – 30　　　　　　　　　　1991 年倾向得分匹配平衡性检验结果

变量名称	匹配状态	均值		标准偏差	T 值	T 检验 P 值
		处理组	控制组			
年龄	前	40.528	38.641	13.5	2.34	0.019
	后	40.528	40.426	0.7	0.10	0.920
受教育程度	前	9.251	5.850	72.7	14.10	0.000
	后	9.251	8.783	10.0	1.37	0.170
婚姻状况	前	0.838	0.753	21.3	3.75	0.000
	后	0.838	0.807	7.9	1.12	0.262
收入	前	8.620	8.140	71.3	11.05	0.000
	后	8.620	8.595	3.7	0.72	0.471
消费	前	0.713	5.870	− 176.0	− 28.50	0.000
	后	0.713	0.663	1.7	0.30	0.762
家庭规模	前	3.609	4.567	− 75.2	− 11.72	0.000
	后	3.609	3.605	0.3	0.05	0.958
经济发展	前	7.268	7.349	− 24.1	− 4.05	0.000
	后	7.268	7.242	7.6	1.06	0.290

————————————

①　此处报告的是 K = 4 的平衡性检验结果，篇幅所限，本章并未报告 k（k = 1）近邻匹配、核匹配以及半径匹配等匹配方法的平衡性检验结果，如有兴趣，可向作者索要。

②　1993 年、1997 年、2000 年、2004 年、2006 年、2009 年以及 2011 年的倾向得分平衡性检验结果报告于附录。

　　除需要平衡性假定外，匹配分析还需满足共同支撑假定，共同支撑假定意味着受到住房制度改革影响的处理组与未受到改革影响的控制组倾向得分取值范围有较大面积的重叠部分。1991 年匹配分析后的结果表明，不在共同支撑范围内的样本只有 2828 个（占 1991 年总样本 30%）。1993 年、1997 年、2000 年、2004 年、2006 年、2009 年以及 2011 年数据匹配分析后不在共同支撑范围内的样本数量分别有 3473 份、1198 份、1243 份、2425 份、1942 份、1644 份和 3628 份，分别占当年总样本的 40%、15%、15%、45%、35%、28%、49%。说明匹配分析后大部分样本均在共同支撑范围之内，满足共同支撑假定。

　　除了 K 近邻匹配（K = 4）外，本章还采取了 K（K = 1）近邻匹配、核匹配、半径匹配以及局部线性匹配 4 种匹配方法对 1991 ~ 2011 年数据进行逐年匹配，进而为处理组个体匹配到与之匹配的控制组个体。而那些未匹配成功的个体则予以删除，然后再基于匹配成功的样本重新使用双重差分模型考察住房制度改革对居民身体健康的影响。以 K 近邻匹配（K = 4）为例，在删除了未匹配成功的个体后，还剩余 39784 个有效样本。基于 K 近邻匹配（K = 4）得到的新样本，同样使用双重差分模型来考察住房制度改革对居民身体健康的影响。表 5 - 31 第（1）列报告了相应的估计结果。其估计结果表明，住房制度改革对居民身体健康影响的估计系数依然正向显著。此外，基于 K（K = 1）近邻、核匹配、半径匹配以及局部线性匹配 4 种匹配方法后得到的新样本，同样采用双重差分模型估计住房制度改革对居民健康影响的净效应。由表 5 - 31 第（2）列 ~ 第（5）列估计结果可知，住房制度改革对居民身体健康影响的净效应均正向显著，与上面估计结论一致[①]。以上结果说明住房制度改革能提高居民身体健康这一结论是稳健的。

---

　　①　此处报告的样本量为匹配前使用到的样本量。

表 5 – 31   PSM – DID 估计结果（逐年匹配）

变量	（1）	（2）	（3）	（4）	（5）
	K 近邻匹配		核匹配	半径匹配	局部线性
	K = 4	K = 1			
住房制度改革	0.031 * (0.017)	0.031 * (0.016)	0.036 ** (0.016)	0.038 ** (0.018)	0.036 ** (0.016)
年龄	0.001 (0.003)	0.001 (0.004)	0.005 * (0.003)	0.009 *** (0.003)	0.005 * (0.003)
受教育程度	0.004 *** (0.001)	0.004 *** (0.001)	0.003 *** (0.001)	0.001 (0.001)	0.003 *** (0.001)
婚姻状况	0.004 (0.008)	0.004 (0.008)	0.005 (0.006)	0.009 (0.008)	0.005 (0.006)
收入	0.002 (0.003)	0.002 (0.003)	0.000 (0.002)	0.001 (0.002)	0.000 (0.002)
消费	– 0.000 (0.001)	– 0.000 (0.001)	– 0.000 (0.001)	– 0.000 (0.001)	– 0.000 (0.001)
家庭规模	0.003 (0.002)	0.003 (0.002)	0.006 *** (0.001)	0.007 *** (0.002)	0.006 *** (0.001)
经济发展	– 0.022 (0.023)	– 0.022 (0.023)	– 0.046 *** (0.017)	– 0.073 *** (0.021)	– 0.046 *** (0.017)
个体固定效应	是	是	是	是	是
时间固定效应	是	是	是	是	是
常数项	0.957 *** (0.064)	0.957 *** (0.062)	1.059 *** (0.047)	1.114 *** (0.057)	1.059 *** (0.047)
样本量	58065	58065	58065	58065	58065
拟合优度	0.014	0.014	0.018	0.018	0.018

注：（1） * 、 ** 、 *** 分别表示10% 、5% 和1% 的显著性水平；（2）括号里面报告了系数聚类标准误（聚类到个体）。

为保证住房制度改革对居民身体健康影响估计结果的稳健性，本章还使用 K 近邻匹配（K = 1，K = 4）、核匹配、半径匹配以及局部线性匹配5种匹配方法对1991 ~ 2011 年的 CHNS 数据不区分年份直接进行匹配，并基于匹配后得到的数据同样使用双重差分模型考察住房制度改革对居民身体健康的影响。表5－32报告了不区分年份平衡性检验结果①。平衡性检验结果表明，匹配后年龄、受教育年限、婚姻状况等所有控制变量的标准化偏差均小于10％，且T检验结果表明，匹配后受住房制度改革影响的个体与未受到改革影响的控制组年龄、受教育年限等变量均不存在显著差异。以上结果表明不区分年份的匹配分析也满足平衡性假定。此外，匹配结果表明，不在共同支撑范围内的样本只有7288个，占总样本的12.551％。说明匹配分析后大部分样本均在共同支撑范围之内，满足共同支撑假定。

表5－32　　　　　　倾向得分匹配平衡性检验结果（不区分年份）

变量	匹配状态	均值		标准偏差	T值	T检验P值
		处理组	控制组			
年龄	前	41.769	41.196	4.6	1.89	0.059
	后	41.769	42.015	-2.0	-0.67	0.505
受教育程度	前	11.163	7.244	92.8	39.16	0.000
	后	11.163	11.085	1.8	0.65	0.516
婚姻状况	前	0.842	0.811	8.2	3.59	0.000
	后	0.842	0.843	-0.4	-0.12	0.904
收入	前	9.569	9.205	30.7	12.30	0.000
	后	9.569	9.546	1.9	0.70	0.483
消费	前	0.760	5.739	-161.7	-62.34	0.000
	后	0.760	0.739	-0.3	-0.13	0.900
家庭规模	前	3.286	4.181	-70.4	-26.52	0.000
	后	3.286	3.243	3.4	1.42	0.155
经济发展	前	8.462	8.853	-37.0	-15.33	0.000
	后	8.462	8.460	0.3	0.09	0.931

　　本章删除了在共同支撑范围外的样本，重新使用双重差分模型考察住房制度改革对居民身体健康的影响，由表5－33估计结果可知，无论采用哪一种匹配方法得到的新样本进行重新估计，住房制度改革对居民身体健康影响的估计系数均正向显著，进一步说明住房制度改革对居民身体健康

---

　　①　此处报告的是 K＝4 的平衡性检验结果，篇幅所限，K（K＝1）近邻匹配、核匹配、半径匹配以及局部线性匹配等匹配方法的平衡性检验结果本文并未报告，如有兴趣，可向作者索要。

有显著正向影响这一结论是稳健的。

表 5 - 33　　　　　PSM - DID 估计结果（不区分年份匹配）

变量	(1)	(2)	(3)	(4)	(5)
	K 近邻匹配		核匹配	半径匹配	局部线性
	K = 4	K = 1			
住房制度改革	0.035 **	0.035 **	0.036 **	0.035 **	0.035 **
	(0.016)	(0.016)	(0.016)	(0.016)	(0.016)
年龄	0.004	0.004	0.005 *	0.005 *	0.004
	(0.003)	(0.003)	(0.003)	(0.003)	(0.003)
受教育程度	0.004 ***	0.004 ***	0.003 ***	0.003 ***	0.004 ***
	(0.001)	(0.001)	(0.001)	(0.001)	(0.001)
婚姻状况	0.001	0.001	0.005	0.005	0.001
	(0.007)	(0.007)	(0.006)	(0.006)	(0.007)
收入	0.002	0.002	0.000	0.000	0.002
	(0.002)	(0.002)	(0.002)	(0.002)	(0.002)
消费	0.000	0.000	- 0.000	- 0.000	0.000
	(0.001)	(0.001)	(0.001)	(0.001)	(0.001)
家庭规模	0.005 ***	0.005 ***	0.006 ***	0.006 ***	0.005 ***
	(0.002)	(0.002)	(0.001)	(0.001)	(0.002)
经济发展	- 0.040 **	- 0.040 **	- 0.046 ***	- 0.045 ***	- 0.040 **
	(0.019)	(0.019)	(0.017)	(0.017)	(0.019)
个体固定效应	是	是	是	是	是
时间固定效应	是	是	是	是	是
常数项	1.013 ***	1.013 ***	1.059 ***	1.057 ***	1.013 ***
	(0.052)	(0.052)	(0.047)	(0.048)	(0.052)
样本量	58065	58065	58065	58065	58065
拟合优度	0.015	0.015	0.018	0.018	0.015

注：（1）*、**、*** 分别表示 10%、5% 和 1% 的显著性水平；（2）括号里面报告了系数聚类标准误（聚类到个体）。

为进一步检验住房制度改革对居民身体健康影响的稳健性，本章还进行了 3 个稳健性检验。首先，本章进一步增强了处理组的限制条件。具体而言，本章只将个体在公有部分就业，且居住在共有住房的个体定义为处理组，同样使用双重差分模型来考察住房制度改革对居民身体健康的影响。其次，考虑到一些省份随时间变化的某些因素也可能会对个体的身体健康产生影响。因此，本章进一步控制了省份—时间联合固定效应进行稳健性检验。最后，本章还参照范子英和田彬彬（2013）以及石大千等（2018）的研究，通过人为设定住房制度改革时间进行了反事实检验。若基于假定的政策实施时间得到的住房制度改革对个体健康影响的净效应不显著，则表明住房制度改革能对居民身体健康产生影响，而不是由于其他政策因素所导致。反之则认为上面得到的住房制度改革对居民身体健康影响的估计结果并不稳健。本章将住房制度改革的时间分别提前 1 年和 3 年，并进一步考察住房制度改革对居民身体健康的影响。由表 5－34 第（1）列和第（2）列估计结果可知，住房制度改革对身体健康影响的估计系数均正向显著。

表 5－34　　　　　住房制度改革对居民身体健康影响稳健性检验结果

变量	（1）	（2）	（3）	（4）
	稳健性检验一	稳健性检验二	政策提前 1 年	政策提前 3 年
住房制度改革	0.033 **	0.035 **	0.013	0.027
	(0.016)	(0.016)	(0.018)	(0.028)
年龄	0.005 *	－ 0.127 *	0.005 *	0.005 *
	(0.003)	(0.072)	(0.003)	(0.003)
受教育程度	0.003 ***	0.002 ***	0.003 ***	0.003 ***
	(0.001)	(0.001)	(0.001)	(0.001)
婚姻状况	0.005	0.006	0.005	0.005
	(0.006)	(0.006)	(0.006)	(0.006)
收入	0.000	0.000	0.000	0.000
	(0.001)	(0.001)	(0.001)	(0.001)
消费	－ 0.000	－ 0.001	－ 0.000	－ 0.000
	(0.001)	(0.001)	(0.001)	(0.001)
家庭规模	0.006 ***	0.007 ***	0.006 ***	0.006 ***
	(0.002)	(0.002)	(0.002)	(0.002)
经济发展	－ 0.046 ***	0.860 *	－ 0.046 ***	－ 0.047 ***
	(0.017)	(0.496)	(0.017)	(0.017)
个体固定效应	是	是	是	是
时间固定效应	是	是	是	是
省份—时间固定效应	否	是	否	否
常数项	1.059 ***	－ 1.565	1.058 ***	1.058 ***
	(0.048)	(1.415)	(0.048)	(0.048)
样本量	58065	58065	58065	58065
拟合优度	0.018	0.026	0.017	0.017

注：（1）* 、** 、*** 分别表示10% 、5% 和1% 的显著性水平；（2）括号里面报告了系数聚类标准误（聚类到个体）。

由表 5 - 34 第 (3) 列 ~ 第 (4) 列反事实检验结果可知，将住房制度改革时间分别提前 1 年和 3 年后，住房制度改革对居民身体健康无显著影响。说明人为假定的不真实的住房制度改革确实未给个体身体健康带来显著影响，实验组（受住房制度改革的个体）与控制组（未受住房制度改革影响的个体）不存在系统误差。综上可知，基准回归模型中住房制度改革对居民身体健康有显著影响这一结论是稳健的。

5.7.2.5　住房制度改革对居民健康的异质性影响

（1）区域异质性。

自 20 世纪 70 年代以来，我国城镇化水平逐渐增加，我国房地产市场也经历了蓬勃的发展。房地产市场的繁荣也带来了房价的飞速上升。相较于中西部地区，东部地区市场经济平均而言更为发达，房价上涨的幅度也远高于中西部地区。因此，通过住房制度改革低价获得房屋的东部居民，其财富的增幅平均而言要远大于西部居民。鉴于此，本章认为住房制度改革对东部地区居民身体健康的影响大于中西部地区。

为验证以上猜想，本章将样本分为东部样本和中西部样本，分别使用双重差分模型考察住房制度改革对居民身体健康的影响。由表 5 - 35 第 (1) 列和第 (2) 列住房制度改革对不同地区居民身体健康影响的估计结果可知，住房制度改革对东部地区居民身体健康影响的估计系数为 0.061，正向显著，说明住房制度改革对东部地区居民身体健康有显著的正向影响。由表 5 - 35 第 (2) 列估计结果可知，住房制度改革对中西部地区居民身体健康影响的估计系数为 0.033，正向显著，说明住房制度改革对中西部地区居民身体健康也有显著正向影响。对比第 (1) 列和第 (2) 列估计系数可知，东部地区住房制度改革的估计系数远大于中西部地区。因此，住房制度改革对东部地区居民身体健康的影响大于中西部地区。

表 5 - 35　　住房制度改革对不同地区居民身体健康影响估计结果

变量	(1)	(2)	(3)	(4)
	东部	中西部	女性	男性
住房制度改革	0.061 * (0.037)	0.033 * (0.018)	0.047 * (0.026)	0.026 (0.021)

续表

变量	（1）	（2）	（3）	（4）
	东部	中西部	女性	男性
年龄	0.001 (0.005)	0.006 * (0.003)	0.009 ** (0.004)	0.002 (0.003)
受教育程度	0.003 ** (0.002)	0.002 ** (0.001)	0.003 * (0.001)	0.003 ** (0.001)
婚姻状况	0.003 (0.013)	0.005 (0.007)	0.019 (0.014)	−0.003 (0.007)
收入	−0.001 (0.003)	0.001 (0.002)	0.002 (0.002)	−0.001 (0.002)
消费	0.002 (0.001)	−0.001 (0.001)	−0.001 (0.001)	0.000 (0.001)
家庭规模	0.011 *** (0.003)	0.005 *** (0.002)	0.008 *** (0.002)	0.005 ** (0.002)
经济发展	−0.022 (0.031)	−0.051 ** (0.022)	−0.074 *** (0.027)	−0.022 (0.022)
个体固定效应	是	是	是	是
时间固定效应	是	是	是	是
常数项	1.003 *** (0.097)	1.060 *** (0.059)	1.118 *** (0.078)	1.001 *** (0.060)
样本量	19011	39039	27081	30969
拟合优度	0.029	0.014	0.020	0.016

注：（1）＊、＊＊、＊＊＊分别表示10%、5%和1%的显著性水平；（2）括号里面报告了系数聚类标准误（聚类到个体）。

（2）性别异质性。

男性和女性在心理和生理上存在巨大区别。因此，住房制度改革带来的财富冲击对不同性别居民身体健康的影响可能并非同质。相较于男性，女性群体更加感性，更缺乏安全感，更容易受到外部冲击的影响。鉴于此，本章预期住房制度改革带来的财富冲击可能对女性的影响大于男性。为验证这一猜想，本章将样本分为女性样本和男性样本分别使用双重差分模型考察住房制度改革对居民身体健康的影响。由表5－35第（3）列～第（4）列估计结果可知，住房制度改革对女性身体健康影响的估计系数

为 0.047，正向显著。住房制度改革对男性身体健康影响的估计系数为
0.026，正向不显著。综上可知，住房制度改革对女性身体健康的影响大于
男性。

5.7.2.6 机制分析

（1）住房制度改革对居民健康保险投入的影响。

为验证住房制度改革带来的正向财富冲击是否能通过增加居民健康保
险投入进而影响个体健康，本章使用双重差分模型考察住房制度改革对居
民保险投入的影响①。本章使用是否购买医疗保险作为居民保险投入的代
理变量。表 5 - 36 第（1）列报告了住房制度改革对居民健康保险购买的
影响。由表 5 - 36 第（1）列住房制度改革对居民保险购买影响的估计结
果可知，住房制度改革对保险购买影响的估计系数为 0.05，在 5% 显著性
水平上正向显著，说明住房制度改革能提高个体购买医疗保险的可能性。
以上结果表明，住房制度改革可能会通过促进居民健康保险投入进而提高
其身体健康状况。

表 5 - 36　　　　住房制度改革对居民保险投入及过度劳动的影响

变量	（1）	（2）	（3）
	是否购买保险	是否过度劳动	是否重度过度劳动
住房制度改革	0.050 **	- 0.183 **	- 0.320 ***
	(0.020)	(0.093)	(0.116)
年龄	0.017 ***	- 0.036 ***	- 0.015 ***
	(0.003)	(0.001)	(0.001)
受教育程度	- 0.005 ***	0.054 ***	- 0.011 ***
	(0.001)	(0.004)	(0.003)
婚姻状况	0.008	0.127 ***	0.166 ***
	(0.007)	(0.032)	(0.030)
收入	0.018 ***	0.152 ***	0.011
	(0.002)	(0.013)	(0.011)

① CHNS 中有关医疗保险的问题为："你有没有医疗保险?"，受访者可回答"无"或"是"，
若受访者回答为是，则认为个体有医疗保险，赋值为 1；若回答为"无"则认为其没有医疗保险
赋值为 0。

续表

变量	(1)	(2)	(3)
	是否购买保险	是否过度劳动	是否重度过度劳动
消费	-0.003 ***	-0.045 ***	0.041 ***
	(0.001)	(0.004)	(0.003)
家庭规模	-0.004 **	-0.004	-0.014
	(0.002)	(0.009)	(0.008)
经济发展	0.196 ***	0.331 ***	0.096 ***
	(0.018)	(0.032)	(0.028)
个体固定效应	是	是	是
时间固定效应	是	是	是
常数项	-2.037 ***	-1.989 ***	-1.564 ***
	(0.052)	(0.247)	(0.224)
样本量	70715	19796	19796

注:(1) * 、 ** 、 *** 分别表示10% 、5%和1%的显著性水平;(2)括号里面报告了系数聚类标准误(聚类到个体)。

(2)住房制度改革对个体过度劳动的影响。

为验证住房制度改革带来的正向财富冲击是否能通过抑制个体过度劳动进而影响个体健康。本章进一步使用双重差分模型考察住房制度改革对个体过度劳动的影响。关于个体劳动力供给时间,CHNS 询问了个体"您平均每天工作几个小时"。根据受访者的回答,可计算得到个体每周平均的工作时间,若个体每周工作时间大于 50 个小时,则认为个体过度劳动,此时过度劳动虚拟变量赋值为 1,否则赋值为 0。若个体每周平均工作时间大于 62 个小时,则认为个体有重度过度劳动行为,重度过度劳动虚拟变量赋值为 1,否则赋值 0。本章同样使用双重差分模型考察住房制度对个体是否过度劳动以及是否重度过度劳动的影响。由表 5 - 36 第 (2) 列和第 (3) 列估计结果可知,住房制度改革对个体是否过度劳动以及是否重度过度劳动影响的估计系数分别为 - 0. 183 和 - 0. 32,分别在 5% 和 1% 显著性水平上负向显著,说明住房制度改革对个体过度劳动有显著的负向影响。这一结论和第 3 章理论分析结果保持一致。

5.8 本章小结

本章首先基于 2012～2018 年 CFPS 数据、2013～2019 年 CHFS 数据考察了家庭累积财富对居民身体健康以及心理健康的影响。研究结果表明，家庭财富对居民身体健康以及心理健康均有显著正向影响。考虑到家庭财富存在的内生性问题，本章进一步使用两阶段最小二乘考察家庭财富对居民身体健康及心理健康的影响，所得结论依然保稳健。此外，本章还进行了一系列稳健性检验，所得结论均支持家庭财富会对个体健康有显著正向影响。同时，本章不仅考察了家庭财富对个体身体健康和心理健康的线性影响，还进一步考察了财富对健康的非线性影响，研究发现，家庭财富和健康的关系并非线性，而是存在倒"U"形的关系。考虑到家庭财富对居民身体健康和心理健康的影响可能并非同质。本章还考察了家庭财富对不同受教育程度、不同年龄段以及不同地域居民身体和心理健康影响的异质性。异质性分析结果发现，家庭财富对受教育程度低、中老年以及西部地区居民身体健康和心理健康的影响更大。为考察家庭财富影响居民健康的作用机制，本章进一步进行了作用机制检验，作用机制检验结果表明，家庭财富可能通过影响居民健康保险投入以及过度劳动进而影响其身体健康和心理健康。此外，本章不仅考察了家庭财富对居民健康的短期影响，还进一步考察了家庭财富对居民健康的中长期影响。其估计结果表明，家庭财富对居民健康的影响在中长期依然显著。考虑到流动人口的特殊性及重要性，本章还基于 2013 年 CHIP 数据考察了家庭财富对流动人口健康的影响。研究发现家庭财富对流动人口身体健康有显著正向影响。此外，家庭财富与流动人口身体健康的关系并非线性，而是存在倒"U"形的关系。

其次，本章还基于 2012～2018 年 CFPS 数据，使用双重差分模型考察了房屋拆迁这一正向的财富外生冲击对个体身体健康及心理健康的影响。本章先检验了房屋拆迁的财富效应，估计结果显示，房屋拆迁对家庭房产财富、家庭房产净财富以及住房数量均有显著正向影响。房屋拆迁对个体健康影响的估计结果表明，房屋拆迁对居民身体健康没有显著影响，对个体心理健康有显著正向影响。考虑到可能存在的选择偏差，本章进一步使用 PSM – DID 考察房屋拆迁对个体健康的影响，所得结论依然稳健。此外，其余稳健性检验也均支持房屋拆迁对个体心理健康有显著正向影响。本章还考察了房屋拆迁对居民心理健康影响的异质性。异质性检验结果表明，房屋拆迁对女性、农村居民、年龄较大的居民心理健康的影响更大。同时，本章研究发现拆迁补偿金额也会对居民心理健康产生显著正向影响。作用机制检验结果表明，房屋拆迁能促进居民健康保险投入、抑制个体过度劳动，进而提高其心理健康水平。

由于住房制度改革也可能会对家庭财富产生正向冲击，本章进一步基于 1989～2011 年 CHNS 数据，使用双重差分模型考察了住房制度改革对居民身体健康的影响，受数据的限制，本章并未考察住房制度改革对个体心理健康的影响。住房制度改革对个体身体健康影响估计结果表明，住房制度改革对居民身体健康有显著正向影响。为保证估计结果的可靠性，本章进行了安慰剂检验、使用 PSM – DID 重新估计住房制度改革对居民身体健康影响等一系列稳健性检验，所得结论均表明住房制度改革对个体身体健康有显著正向影响。此外，本章还考察了住房制度改革对不同地区及不同性别居民身体健康影响的异质性。异质性分析结果表明，住房制度改革对东部地区以及女性身体健康的影响要大于中西部地区和男性。

最后，本章还考察了住房制度改革对居民身体健康影响的作用机制。作用机制检验结果表明，住房制度改革能通过促进居民健康保险投入及抑制个体过度劳动，进而提高其身体健康状况。

第**6**章

家庭相对财富对居民健康的影响

在前面分析中，本章考察了家庭的绝对财富对居民身体健康以及心理健康的影响。为了较为准确地识别家庭财富对居民健康影响的净效应，本书第 5 章还进一步基于房屋拆迁以及住房制度改革这两个"准自然实验"，考察了财富冲击对居民健康的影响。事实上，分配问题是古典经济学家关注的重要理论问题之一，我们在关注如何提高整体财富水平这一问题的同时，对于财富的分配问题也要予以重视。经济资源控制的不平等是否促进或降低个体健康水平是社会科学研究的一个核心问题，该问题背后的实质是基于财富分配而非收入分配。从现实背景来看，虽然我国家庭财富水平在近些年有了很大的增长，但我国财富差距问题也日益突出，以往大量研究均认为财富差距普遍要远高于收入差距（易行健等，2021；Nowatzki，2012；Yang and Gan，2020）。此外，相较于收入差距而言，财富差距更难改变，其对个体健康的影响也可能更为深远。若仅考虑收入差距而忽视财富差距对个体健康的影响，可能会低估不平等对个体健康的影响（Nowatzki，2012）。

事实上，人们不是永远的与某一绝对的参照群体中的某个体或标准进行比较，而是可能与某一个变化的量进行比较，这个变化的量可以是其他个体，其他参照群体，甚至可能是自己的过去。即使个体的财富积累有所增加，但如果其增加的程度较参照群体内其他个体更少，人们也会感受到相对剥夺感，产生焦虑、烦躁以及不满等负面情绪，进而影响个体健康水平。因此，在研究财富对个体健康的影响时，若仅考察家庭绝对财富而忽视相对财富对个体健康的影响，是不充分不全面的。鉴于此，本书在此章进一步从家庭相对财富的视角出发，考察家庭财富差距对居民身体健康和心理健康的短期及中长期影响，以期全面认识家庭财富对居民健康的影响。

6.1 数据来源与变量选取

6.1.1 数据来源

本章用到的数据主要来自北京大学中国社会科学调查中心（ISSS）实施的中国家庭追踪调查（CFPS）。本章在上面对 CFPS 数据库进行了详细介绍（详见章节 1.5 研究数据）。同时，为了较好地控制住遗漏变量造成的估计偏差，本章还控制了医疗卫生财政支出、经济发展水平、普惠金融发展等宏观变量。其中，医疗卫生财政支出、经济发展水平等宏观数据来源于万德（Wind）数据库。普惠金融发展水平使用北京大学数字普惠金融指数来进行测度。在数据处理方面，为防止异常值对估计结果的影响，本章删除了存在异常值的样本。由于在计算家庭财富差距的时候，其参照系为村/居。因此，本章在此章删除了个体村/居信息存在缺失的样本。同时，考虑到家庭财富差距的测度需要有参照系，而本章的家庭财富差距又是在村庄/社区层面，所以本章在考察家庭财富差距对居民健康的影响时，删除了样本中村庄/社区层面只有一个受访个体的样本。也即，相较于第 5 章而言，本章少了那部分村/居信息存在缺失或村庄/社区层面只有一个受访个体的样本。最后，对于变量存在缺失的样本，本章也予以删除，最终剩余 87774 个有效样本[①]。

6.1.2 变量介绍

6.1.2.1 被解释变量

本章的被解释变量为居民的身体健康和心理健康。身体健康和心理健

---

① 由于 2014 年 CFPS 数据并未包含 8 题的 CES - D 量表，所以心理健康的样本量要少于身体健康和其余控制变量。

康均基于 CFPS 数据进行测算。关于个体身体健康的测度，同样基于受访者的自评健康，若分值越大则代表受访者身体健康状况越好。心理健康状况的测度依赖于 8 题的 CES - D 量表，量表的具体内容在第 5 章变量定义章节做了详细说明。通过 8 题的 CES - D 量表可以得到心理健康的总得分，分值越高则表明个体心理健康状况越好。为保证家庭财富差距对心理健康的稳健性，本章在后续的稳健性检验还进一步通过因子分析以及主成分分析来对个体的心理健康水平进行测度。

6.1.2.2　核心解释变量

本章的核心解释变量为家庭财富差距。本章使用卡克瓦尼（Kakwani）指数来测度家庭的财富差距。个体 k 所对应的卡克瓦尼指数为：

$$RW(y,y_k) = \frac{1}{N_i\mu}\sum_{i=k+1}^{N_i}(y_i - y_k)$$

其中，y_k 代表家庭 k 所拥有的财富；y_i 代表参照群中家庭财富大于家庭 k 的某个 i 家庭的财富。比个体 k 家庭财富高的其他家庭共有 N_i 个，这些比家庭 k 大的家庭即为家庭 k 的参照组。μ 代表参照组成员家庭财富的均值。将参照组内这 N_i 个家庭的家庭财富逐一减去家庭 k 的财富，并将得到的差值求平均数，即可得到卡克瓦尼指数。该指数反映了家庭间财富不平等状况。数值越大，则表明个体所在家庭与其参照群财富差距越大。为保证估计结果的稳健性，参照尹志超和张号栋（2017）的研究，本章还在稳健性检验处，先对村/居家庭净财富进行升序排序，并使用每个村/居第 90 分位数家庭净财富的数值减去第 10 分位数家庭净财富的值作为家庭财富差距的代理变量。同时，本章还使用每个村/居第 75 分位数家庭净财富的数值减去第 25 分位数家庭净财富的值作为家庭财富差距的代理变量。

6.1.2.3　控制变量

在考察家庭财富差距对居民身体健康及心理健康的影响时，为保证家庭财富差距估计结果的可靠性，本章还进一步控制了相应的个体特征、家庭特征以及个体所在省份的一些特征。具体而言，本章控制了个体年龄、个体受教育程度、婚姻状况、户籍、个体年收入、是否吸烟、家庭规模、医疗卫生财政支出、经济发展水平以及普惠金融发展水平。表6-1报告了各变量的定义。

表 6-1   变量定义

变量类型	变量名	变量定义	单位
被解释变量	身体健康	自评健康，介于1~5，分值越大代表越健康	—
	心理健康	基于8题的CES-D量表计算所得，分值越大则表明个体心理健康状况越好	—
核心解释变量	家庭财富差距	通过卡克瓦尼指数测度得到	—
控制变量	年龄	受访者受访年份减去受访者出生年份	—
	受教育程度	受教育年限	年
	婚姻状况	已婚赋值为1，否则赋值为0	—
	户籍	城镇户籍赋值为1，农村户籍赋值为0	—
	收入	个体每年总收入（取对数）	元
	吸烟	吸烟赋值为1，否则赋值为0	—
	家庭规模	家庭人口总数	个
	医疗财政支出	省份层面医疗卫生财政支出（取对数）	元
	经济发展	省份人均GDP（取对数）	元/人
	普惠金融	省份层面普惠金融指数（取对数）	—

6.1.3　变量描述性统计分析

表6-2报告了身体健康、心理健康、家庭财富差距等变量的描述性统计分析结果。值得注意的是，鉴于个体收入、医疗卫生财政支出、经济发展水平以及普惠金融指数数值较大，本章对这几个变量做了对数化处理。表6-2描述性统计分析结果表明，心理健康的有效样本量为65652，心理健康的均值为26.985，心理健康最小值为8，最大值为32。身体健康、家庭财富差距以及控制变量相比心理健康，多了2014年的数据。因此，身体健康、家庭财富差距等变量的样本量要多于心理健康。其余控制变量的描述性统计分析在第5章做了详细说明，此章不再赘述。

表6-2   变量描述性统计分析

变量	样本量	均值	标准差	最小值	最大值
心理健康	65652	26.985	3.914	8.000	32.000
身体健康	87774	2.930	1.232	1.000	5.000
家庭财富差距	87774	0.594	2.719	0.000	601.000
年龄	87774	53.702	19.334	16.000	120.000
受教育程度	87774	6.978	4.920	0.000	22.000
婚姻状况	87774	0.830	0.376	0.000	1.000
户籍	87774	0.453	0.498	0.000	1.000
收入	87774	3.087	4.612	0.000	16.148
吸烟	87774	0.294	0.456	0.000	1.000
家庭规模	87774	4.363	1.991	1.000	21.000
医疗财政支出	87774	24.410	0.532	22.599	25.670
经济发展	87774	10.729	0.414	9.889	11.851
普惠金融	87774	5.226	0.422	4.329	5.934

6.2 计量模型与实证结果

6.2.1 计量模型

本章首先使用双向固定效应模型考察家庭财富差距对个体身体健康及心理健康的影响，其模型设定如下：

$$Health_{it} = \rho + \beta_1 Wealthgap_{it} + \sum Control_{it} + \mu_i + \lambda_t + \varepsilon_{it} \quad (6-1)$$

其中，$Health_{it}$是本章的被解释变量个体身体健康或心理健康。ρ表示模型估计的常数项；$Wealthgap_{it}$是本章的核心解释变量家庭财富差距；β_1表示家庭财富差距对健康影响的估计系数；$Control_{it}$表示一系列既可能影响居民身体健康和心理健康水平又可能影响家庭财富差距的控制变量；μ_i代表不随时间变化的个体效应；λ_t表示年份固定效应，ε_{it}表示随个体和时间变化的随机扰动项。

6.2.2 变量相关分析

表6-3报告了身体健康、心理健康以及家庭财富差距之间的相关分析结果。其中，身体健康和家庭财富差距的相关系数为 -0.0787，在1%显著性水平负向显著。心理健康与家庭财富差距的相关系数为 -0.1078，同样负向显著。这初步说明家庭财富差距可能对个体身体健康和心理健康产生显著的负向影响。为进一步深入探讨家庭财富差距与个体身体健康和心理健康的因果关系，本章在后续分析中进一步使用计量模型进行细致的分析。

表6-3 相关分析矩阵

变量	身体健康	心理健康	家庭财富差距
身体健康	1		
心理健康	0.3201***	1	
家庭财富差距	-0.0787***	-0.1078***	1

注：*** 表示1%的显著性水平。

6.2.3 家庭财富差距对居民健康的影响

表6-4报告了家庭财富差距对居民身体健康和心理健康的影响。表6-4第（1）列和第（2）列估计结果表明，无论是否加入年龄、个体受教育程度以及家庭层面和省份层面的控制变量，家庭财富差距对居民身体健康影响的估计系数均负向显著，与上面相关分析结论一致，说明家庭财富差距扩大对居民身体健康有显著的负向影响。表6-4第（3）~（4）列家庭财富差距对居民心理健康影响的估计系数分别为 -0.2317 和 -0.2153，均负向显著，说明家庭财富差距对居民心理健康有显著的负向影响。分析各控制变量的估计系数可知，婚姻状况、家庭规模以及经济发展水平对个体心理健康有显著正向影响。数字普惠金融发展对个体身体健康有显著正向影响。

表 6 - 4   家庭财富差距对居民健康的影响

变量	(1) 身体健康	(2) 身体健康	(3) 心理健康	(4) 心理健康
家庭财富差距	- 0. 0591 *** (0. 0148)	- 0. 0602 *** (0. 0148)	- 0. 2317 *** (0. 0620)	- 0. 2153 *** (0. 0619)
年龄		- 0. 0012 (0. 0012)		- 0. 0031 (0. 0046)
受教育程度		- 0. 0026 (0. 0044)		0. 0101 (0. 0219)
婚姻状况		- 0. 0335 (0. 0262)		1. 0330 *** (0. 1183)
户籍		- 0. 0258 (0. 0287)		- 0. 0848 (0. 1096)
收入		0. 0009 (0. 0011)		0. 0034 (0. 0044)
吸烟		0. 0498 ** (0. 0216)		- 0. 1883 ** (0. 0863)
家庭规模		0. 0059 (0. 0045)		0. 0475 *** (0. 0172)
医疗财政支出		- 0. 0883 (0. 0812)		0. 1144 (0. 3513)
经济发展		0. 0362 (0. 0610)		0. 9731 *** (0. 2598)
普惠金融		0. 1498 ** (0. 0763)		0. 0212 (0. 2730)
个体固定效应	是	是	是	是
时间固定效应	是	是	是	是
常数项	2. 9163 *** (0. 0106)	4. 0676 ** (1. 7106)	27. 4230 *** (0. 0413)	13. 4705 * (7. 0665)
样本量	87774	87774	65652	65652
拟合优度	0. 0072	0. 0076	0. 0353	0. 0403

注：(1) * 、** 、*** 分别表示10% 、5% 和1% 的显著性水平；(2) 括号里面报告了系数聚类标准误 (聚类到个体)。

6.2.4 考虑内生性

上面在估计家庭财富差距对个体身体和心理健康的影响时可能存在内生性问题。具体来看，家庭财富差距可能影响个体健康状况，个体的健康状况也可能反过来影响家庭的财富差距，进而产生互为因果问题。同时，本章不可能控制住所有既影响家庭差距又影响健康的变量，也即存在遗漏变量问题。此外，个体可能会对自己的身体或心理健康状况低估或高估，进而造成测量误差。综上可知，在估计家庭财富差距对居民健康的影响时，可能存在内生性问题。本章选取了在存在异方差情况下也同样适用的杜宾—吴—豪斯曼检验（Durbin - Wu - Hausman Test，DWH）来检验家庭财富差距这一变量的内生性。无论以个体身体健康还是心理健康为被解释变量，杜宾—吴—豪斯曼检验结果的 P 值均小于 0.001，说明家庭财富差距确实是内生的。对于内生性问题的缓解，本章使用两阶段最小二乘考察家庭财富差距对个体身体和心理健康的影响。

使用两阶段最小二乘考察家庭财富差距对个体健康的影响，就需要找到家庭财富差距的工具变量。对于工具变量的选取，本章基于个体所在地区省份层面的房价以及该省份家庭房屋数量不平等指数构造了一个交互项（IV），并以这个交互项作为家庭财富差距的工具变量。家庭房屋数量不平等指数的构建是基于 2012 ~ 2018 年 CFPS 中每个家庭每个调查年份所拥有的房屋数量。而具体的测度则是参照基尼系数的计算公式得到。省份层面的房价则是基于个体所在省份每个城市每年平均房价计算得到。

之所以基于房价以及家庭房屋数量不平等指数构建工具变量主要有以下几个方面的原因：首先，以往研究发现，高房价在增加中等阶级住房财富时，也会使得处于财富末端的贫困群体很难拥有属于自己的住房，进而加剧贫困阶级与中产阶级之间的财富差距（Garbinti et al.，2021）。尽管国外也有研究认为房价可能会降低家庭之间的财富差距（Kuhn et al.，2020）。但我国的现实情况却与之相反，李和万（Li and Wan，2015）以及万等（Wan et al.，2021）的研究表明我国住房资产对财富差距的贡献高达 70%，且该比率还在逐渐增加。同时，以上研究还表明，房价的上涨会促使富裕阶级增加对房产的投资，进而加剧财富不平等。而省份层面的家庭拥有房屋数量不平等的增加也会通过影响房产财富不平等进而影响家庭财富不平等。而将房价与家庭拥有房屋数量不平等指数相乘则能很好地解释家庭财富不平等的差异。其次，本章构建的这一交互项并不会直接影响个体的健康，符合工具变量的要求。

　　作为一个合适的工具变量，该变量不仅要能解释家庭财富不平等的差异，还需要满足外生性的要求，也即该工具变量只能通过影响家庭财富差距进而间接影响个体健康，而不能通过其他途径影响个体健康水平。当存在两个以上的工具变量时，可使用"过度识别检验"来验证工具变量的外生性，但在工具变量的个数和内生变量的个数相等时，则无法通过统计方法来检验工具变量的外生性。因此，本章参考方颖和赵扬（2011）的研究，将构造的工具变量和家庭财富差距同时回归于个体的身体和心理健康。如果该工具变量仅通过影响家庭财富差距间接影响个体身体和心理健康，在控制了家庭财富差距的情况下，工具变量对个体健康的影响应该不显著。由表 6 - 5 第（1）列和第（2）列估计结果可知，在控制了家庭财富差距后，工具变量对个体身体和心理健康的影响均不显著，说明工具变量满足排他性。

表 6 - 5　　　　　家庭财富差距对居民健康的影响（考虑内生性）

变量	（1）	（2）	（3）	（4）	（5）
	排他性检验		第一阶段		第二阶段
	身体健康	心理健康	财富差距	身体健康	心理健康
家庭财富差距	- 0. 1697 *** （0. 0115）	- 0. 6989 *** （0. 0436）		- 0. 2677 *** （0. 0556）	- 1. 2676 *** （0. 2012）
工具变量	- 0. 0004 （0. 0019）	- 0. 0104 （0. 0074）	0. 0357 *** （0. 0006）		
年龄	- 0. 0222 *** （0. 0003）	- 0. 0046 *** （0. 0011）	- 0. 0000 （0. 0001）	- 0. 0221 *** （0. 0004）	- 0. 0040 *** （0. 0013）
受教育程度	0. 0132 *** （0. 0010）	0. 1039 *** （0. 0036）	- 0. 0081 *** （0. 0003）	0. 0138 *** （0. 0014）	0. 1035 *** （0. 0047）
婚姻状况	- 0. 0715 *** （0. 0106）	1. 0013 *** （0. 0411）	- 0. 0300 *** （0. 0036）	- 0. 0645 *** （0. 0130）	1. 0042 *** （0. 0522）

续表

变量	(1) 排他性检验		(2) 第一阶段		(3) 第二阶段
	身体健康	心理健康	财富差距	身体健康	心理健康
户籍	−0.0241 *** (0.0086)	0.2486 *** (0.0326)	−0.0545 *** (0.0030)	−0.0436 *** (0.0115)	0.2444 *** (0.0401)
收入	0.0092 *** (0.0009)	0.0211 *** (0.0036)	−0.0030 *** (0.0003)	0.0087 *** (0.0010)	0.0177 *** (0.0036)
吸烟	0.1895 *** (0.0086)	0.4457 *** (0.0322)	0.0267 *** (0.0031)	0.1917 *** (0.0111)	0.4538 *** (0.0383)
家庭规模	0.0256 *** (0.0022)	0.0645 *** (0.0081)	−0.0083 *** (0.0008)	0.0180 *** (0.0027)	0.0315 *** (0.0096)
医疗财政支出	−0.3188 *** (0.1018)	−0.9840 *** (0.3622)	−0.0102 *** (0.0033)	0.0609 *** (0.0121)	0.3038 *** (0.0416)
经济发展	0.0906 (0.0743)	1.1287 *** (0.2732)	−0.1174 *** (0.0065)	0.1871 *** (0.0234)	1.0544 *** (0.0790)
普惠金融	0.1265 (0.0848)	−0.3000 (0.2815)	0.0687 *** (0.0183)	−0.5761 *** (0.0649)	−0.6822 *** (0.2084)
时间固定效应	是	是	是	是	是
常数项	10.2463 *** (2.0757)	38.6546 *** (7.3495)	1.6445 *** (0.0862)	3.6050 *** (0.3166)	11.0513 *** (1.0880)
样本量	87774	65652	87774	87774	65652

注：（1）＊、＊＊、＊＊＊分别表示10%、5%和1%的显著性水平；（2）括号里面报告了系数聚类标准误（聚类到个体）。

本章还通过统计检验来对工具变量的相关性进行了检验。对弱工具变量的检验，本章进行了"名义显著性水平"为5%的沃德（Wald）检验，并基于两阶段最小二乘第一阶段的估计结果来判断是否存在弱工具变量问题。以身体健康和心理健康为被解释变量，沃德（Wald）检验的"最小特征统计量"均大于临界值8.96。同时，两阶段最小二乘第一阶段的F值分别为512.53和480.02，远大于10的临界值。同时，表6-5第（3）列两阶段最小二乘第一阶段估计结果表明，工具变量对内生变量家庭财富差距影响的估计系数正向显著。以上结果均表明不存在弱工具变量问题。综上可知，使用房价以及家庭拥有住房数量不平等指数构建的交互项作为家庭财富差距的工具变量是合适的。

表 6 - 5 第（4）列和第（5）列两阶段最小二乘的估计结果表明，在考虑内生性后，家庭财富差距对个体身体健康和心理健康影响的估计系数分别为 - 0. 2677 和 - 1. 2676，均在 1% 显著性水平负向显著，进一步说明家庭财富差距会对个体身体和心理健康有显著负向影响。值得注意的是，考虑到内生性问题可能会造成估计偏差，本章在后面分析家庭财富差距对个体健康影响的稳健性、异质性以及作用机制时，以表 6 - 5 第（5）列和第（6）列为基准结果进行估计。

6.2.5　家庭财富差距对居民健康影响的稳健性检验

6.2.5.1　稳健性检验一：替换工具变量

本章在前面基于房价与住房不平等指数构造了一个交互项作为家庭财富差距的工具变量，为保证估计结果的稳健性，本章参考连玉君等（2008）、苏钟萍和张应良（2021）的研究思路，使用财富差距的滞后一期作为财富差距的工具变量，使用两阶段最小二乘来考察家庭财富差距对居民身体和心理健康的影响①。由表 6 - 6 第（1）列和第（2）列使用家庭财富差距滞后一期作为工具变量的估计结果可知，家庭财富差距对个体身体和心理健康影响的估计系数依然负向显著，进一步说明了家庭财富差距会对个体健康有显著负向影响这一结论是稳健的。

表 6 - 6　　　　　　　　替换工具变量估计结果

变量	(1)	(2)
	身体健康	心理健康
家庭财富差距	- 0. 3627 ***	- 1. 9803 ***
	(0. 0453)	(0. 1805)
年龄	- 0. 0214 ***	- 0. 0007
	(0. 0005)	(0. 0020)

———————

① 当使用家庭财富差距的滞后一期作为财富差距的工具变量时，由于本章使用的并非平衡面板数据，所以会损失掉部分样本。

续表

变量	（1）身体健康	（2）心理健康
受教育程度	0. 0095 *** （0. 0018）	0. 0953 *** （0. 0064）
婚姻状况	− 0. 0430 ** （0. 0201）	1. 1549 *** （0. 0825）
户籍	− 0. 0394 ** （0. 0157）	0. 2044 *** （0. 0566）
收入	0. 0090 *** （0. 0015）	0. 0095 （0. 0058）
吸烟	0. 2046 *** （0. 0152）	0. 5378 *** （0. 0553）
家庭规模	0. 0176 *** （0. 0037）	0. 0424 *** （0. 0133）
医疗财政支出	0. 0769 *** （0. 0165）	0. 3374 *** （0. 0597）
经济发展	0. 3354 *** （0. 0432）	1. 2183 *** （0. 1811）
普惠金融	− 1. 3736 *** （0. 1730）	− 2. 1215 ** （0. 8270）
个体固定效应	是	是
时间固定效应	是	是
常数项	6. 2349 *** （0. 7120）	15. 7558 *** （3. 2317）
样本量	42580	30149
拟合优度	0. 1004	0. 0674

注：（1）＊、＊＊、＊＊＊分别表示10%、5%和1%的显著性水平；（2）括号里面报告了系数聚类标准误（聚类到个体）。

6.2.5.2 稳健性检验二：考虑自选择问题

个体可能会根据自身的身体健康状况选择所居住的社区，进而存在自选择问题。考虑到自选择可能会使得估计结果出现偏误，产生内生性问题。因此，本章参照王春超和张承莎（2019）、张等（Zhang et al.，2022）的研究，使用倾向得分匹配考察家庭财富差距对个体身体健康和心理健康的影响。具体而言，本章构建了一个财富差距水平的虚拟变量，若家庭的财富差距大于所有家庭财富差距水平的均值，则该虚拟变量赋值为 1，否则赋值为 0。构建好虚拟变量后，即可使用倾向得分匹配计算出平均处理效应，若计算得出的平均处理效应负向显著，则说明家庭财富差距对个体健康有显著负向影响这一结论是稳健的。

在使用倾向得分匹配估计家庭财富差距对居民健康影响之前，本章首先进行了平衡性检验。由图 6 - 1 可知，匹配后的标准化偏差均小于 10%，说明匹配通过了平衡性检验（图 6 - 1 报告的是使用 K = 4 的 K 近邻匹配得到的各变量标准化偏差的分布）。由图 6 - 2 和图 6 - 3 可知，匹配前后处理组和控制组倾向得分的概率密度图有很大重叠部分，说明满足共同支撑假定。以上结果表明使用倾向得分匹配检验家庭财富差距对个体身体和心理健康的影响是合适的。

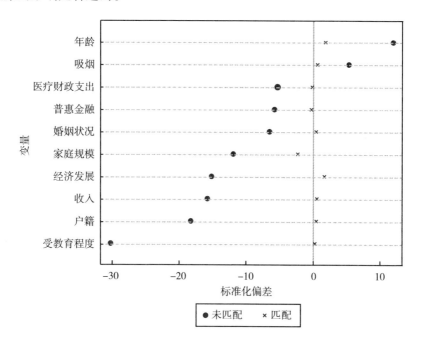

图 6 - 1　平衡性检验

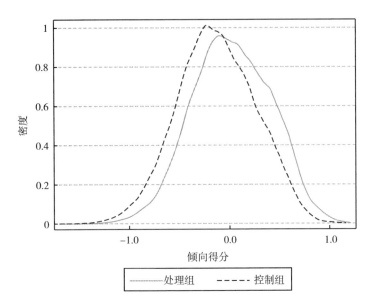

图 6 - 2　匹配前处理组和控制组倾向得分拟合

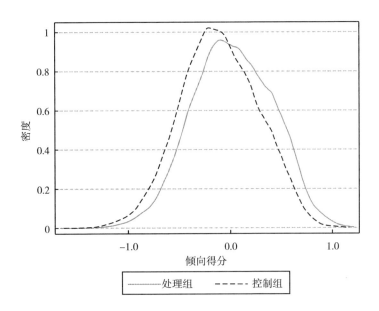

图 6 - 3　匹配后处理组和控制组倾向得分拟合

为保证估计结果的稳健性，参考王春超和张承莎（2019）、张等（Zhang et al. , 2022）的研究，本章使用了 K 近邻（K = 1，K = 4）、局部线性回归匹配、半径匹配以及核匹配等不同的匹配方法来考察家庭财富差距对个体身体健康和心理健康的影响。由表 6 - 7 估计结果可知，无论以身体健康还是心理健康为被解释变量，任何一种匹配方法的平均处理效应均负向显著，说明在考虑自选择后，家庭财富差距对个体身体和心理健康均有显著负向影响，进一步说明了上文估计结果的稳健性[①]。

表 6 - 7　　　　　家庭财富差距对个体健康的影响（考虑自选择）

变量		(1)	(2)	(3)	(4)	(5)
		K = 1 近邻	K = 4 近邻	局部线性	半径匹配	核匹配
Panel A：被解释变量：身体健康	ATT	- 0. 1162 *** (0. 0115)	- 0. 1158 *** (0. 0095)	- 0. 1070 *** (0. 0117)	- 0. 1143 *** (0. 0087)	- 0. 1219 *** (0. 0086)
	样本量	87774	87774	87774	87774	87774
Panel B：被解释变量：心理健康	ATT	- 0. 4103 *** (0. 0419)	- 0. 4191 *** (0. 0347)	- 0. 3835 *** (0. 0422)	- 0. 4380 *** (0. 0320)	- 0. 4792 *** (0. 0314)
	样本量	65652	65652	65652	65652	65652

注：（1）***表示1%的显著性水平；（2）括号里面报告了系数聚类标准误（聚类到个体）。

6. 2. 5. 3　稳健性检验三：替换模型

上面在估计家庭财富差距对居民健康影响时将身体健康及心理健康视为连续性变量，选用两阶段最小二乘模型考察家庭财富差距对居民身体健康和心理健康的影响。考虑到被解释变量身体健康是介于 1 至 5 之间的离散型数值变量，本章使用 IV - order - probit 模型来考察家庭财富差距对居民身体健康的影响[②]。由表 6 - 8 第（1）列 IV - order - probit 模型估计结果可知，家庭财富差距对个体身体健康影响的估计系数为 - 0. 2545，在 1% 显著性水平负向显著，说明家庭财富差距对个体身体健康有显著负向影响这一结论是稳健的[③]。

———————

① 表 6 - 7 报告的样本量为匹配时使用的样本量。
② 由于个体心理健康并非连续性变量，所以不能采用 IV - order - probit 模型考察家庭财富差距对个体心理健康的影响。
③ 由于 IV - order - probit 模型估计结果中并未包含常数项的估计结果。因此，表 6 - 8 第（1）列并未报告常数项的估计系数。

表 6-8   替换模型及改变被解释变量测度方式稳健性检验结果

变量	（1）身体健康	（2）身体健康	（3）心理健康	（4）心理健康	（5）心理健康
家庭财富差距	-0.2545 *** (0.0525)	-0.4169 *** (0.0733)	-0.3852 *** (0.0664)	-0.2327 *** (0.0356)	-0.2793 *** (0.0419)
年龄	-0.0201 *** (0.0003)	-0.0200 *** (0.0004)	0.0004 (0.0004)	-0.0023 *** (0.0002)	-0.0018 *** (0.0003)
受教育程度	0.0130 *** (0.0009)	0.0356 *** (0.0015)	0.0261 *** (0.0014)	0.0170 *** (0.0008)	0.0222 *** (0.0010)
婚姻状况	-0.0536 *** (0.0098)	-0.0375 ** (0.0154)	0.2435 *** (0.0142)	0.1396 *** (0.0088)	0.1832 *** (0.0106)
户籍	-0.0344 *** (0.0078)	0.0625 *** (0.0124)	0.0841 *** (0.0115)	0.0419 *** (0.0069)	0.0501 *** (0.0083)
收入	0.0081 *** (0.0009)	0.0231 *** (0.0015)	0.0050 *** (0.0012)	0.0018 *** (0.0006)	0.0037 *** (0.0007)
吸烟	0.1745 *** (0.0079)	0.1979 *** (0.0123)	0.1448 *** (0.0111)	0.0625 *** (0.0066)	0.0847 *** (0.0080)
家庭规模	0.0171 *** (0.0019)	0.0268 *** (0.0031)	0.0039 (0.0028)	0.0024 (0.0017)	0.0048 ** (0.0020)
医疗财政支出	0.0575 *** (0.0084)	0.1192 *** (0.0127)	0.0793 *** (0.0118)	0.0607 *** (0.0071)	0.0595 *** (0.0086)
经济发展	0.1834 *** (0.0182)	0.0575 ** (0.0282)	0.3205 *** (0.0254)	0.2050 *** (0.0140)	0.2302 *** (0.0165)
普惠金融	-0.5272 *** (0.0556)	0.1636 * (0.0851)	-0.2435 *** (0.0736)	-0.1865 *** (0.0389)	-0.2037 *** (0.0438)
时间固定效应	是	是	是	是	是
常数项		-2.0041 *** (0.3489)	-4.3465 *** (0.3136)	-2.7434 *** (0.1882)	-3.0131 *** (0.2242)
样本量	87774	87774	65652	65652	65652

注：（1） *、**、*** 分别表示10%、5%和1%的显著性水平；（2）括号里面报告了系数聚类标准误（聚类到个体）。

6.2.5.4 稳健性检验四：改变被解释变量的测度方式

本章在此处分别构建了两个虚拟变量来表征个体身体健康以及心理健康的高低。若个体身体健康为"非常好"或"好"则认为个体身体健康状况较好，表征个体身体健康的虚拟变量赋值为1，否则该变量赋值为0。若个体心理健康状况得分大于全样本居民心理健康水平得分的均值，则表征个体心理健康状况的虚拟变量赋值为1，否则赋值为0。在此基础上，本章使用IV-Probit模型来考察家庭财富差距对居民身体健康以及心理健康的影响。由表6-8第（2）列和第（3）列IV-Probit模型估计结果可知，家庭财富差距对个体身体健康和心理健康均有显著负向影响。

此外，为缓解直接加总可能造成的估计偏误，参照张等（Zhang et al.，2022）的研究，本章还使用因子分析和主成分分析来测度个体的心理健康[1]。对因子分析以及主成分分析的适用性本章也进行了检验。无论是使用主成分分析还是因子分析，各变量KMO值均大于0.8。同时，巴特利特（Bartlett）球型检验的结果均在1%的显著性水平上拒绝变量间不相关的原假设。Cronbach alpha均大于0.7。以上结果均说明通过因子分析以及主成分分析来度量个体心理健康是合适的。通过因子分析和主成分分析均可得到个体心理健康状况得分，分值越大则说明个体心理健康状况越好。基于以上两种测度方法得到的个体心理健康水平，本章使用两阶段最小二乘来考察家庭财富差距对个体心理健康的影响。由表6-8第（4）列和第（5）列估计结果可知，家庭财富差距对个体心理健康影响的估计系数均负向显著，进一步说明了家庭财富差距会对个体心理健康产生显著负向影响这一结论是稳健的。

6.2.5.5　稳健性检验五：替换数据

本章在此处使用CHFS数据考察家庭财富差距对居民健康的影响，进而验证家庭财富差距对个体身体健康影响估计结果的稳健性。鉴于CHFS只公布了个体的身体健康状况，本章仅检验了家庭财富差距对个体身体健康的影响。此外，由于CHFS数据并未公开家庭村/居的信息，本章在此处以省份层面的家庭财富差距作为核心解释变量。由表6-9家庭财富差距对个体身体健康影响的估计结果可知，无论是否加入控制变量，家庭财富差距对个体身体健康的影响均负向显著，与上文估计结果一致，进一步说明家庭财富差距会对居民身体健康产生负向影响这一结果是稳健的[2]。

---

[1]　由于身体健康只有一个问题，因此无法使用因子分析和主成分分析来测度个体身体健康。
[2]　由于数字普惠金融的数据仅更新到2018年。因此，在第（2）列加入了控制变量后并未包含2019年CHFS数据，回归所使用的样本量变少。

表6-9 稳健性检验五：基于 CHFS 数据得到的估计结果

变量	(1) 身体健康	(2) 心理健康
家庭财富差距	-0.031 *** (0.007)	-0.025 *** (0.007)
年龄		-0.011 *** (0.003)
受教育程度		0.013 *** (0.003)
婚姻状况		0.024 (0.021)
户籍		0.023 (0.022)
收入		0.013 *** (0.001)
医疗财政支出		0.160 ** (0.067)
经济发展		0.059 (0.061)
普惠金融		-0.062 (0.093)
时间固定效应	是	是
常数项	2.722 *** (0.008)	1.788 ** (0.805)
样本量	194073	132720

注：（1）＊、＊＊、＊＊＊分别表示10%、5%和1%的显著性水平；（2）括号里报告了系数聚类标准误（聚类到个体）。

6.2.5.6 稳健性检验六：替换财富差距的测度方式

对于家庭财富差距的测度，不同的文献有不同的做法。参考尹志超和张号栋（2017）的研究，本章使用每个村/居第90分位数家庭净财富的数值减去第10分位数家庭净财富的值作为家庭财富差距的代理变量。同时，本章还使用每个村/居第75分位数家庭净财富的数值减去第25分位数家庭净财富的值作为家庭财富差距的代理变量。在检验过程中，本章同样使用两阶段最小二乘考察家庭财富差距对个体身体和心理健康的影响。由表6-10第（1）～第（4）列估计结果可知，家庭财富差距对个体身体和心理健康影响的估计系数均负向显著，进一步说明了家庭财富差距对个体健康有显著负向影响这一结论是稳健的。

表 6-10　　　　稳健性检验六：替换家庭财富差距测度方式

变量	(1) 身体健康	(2) 身体健康	(3) 心理健康	(4) 心理健康	(5) 心理健康	(6) 心理健康
P90 - P10	- 0. 0085 *** (0. 0025)	- 0. 0326 *** (0. 0085)				
P75 - P25			- 0. 0317 ** (0. 0156)	- 0. 1107 ** (0. 0475)		
Yitzhaki_index					- 0. 0075 *** (0. 0023)	- 0. 0387 *** (0. 0143)
年龄	- 0. 0177 *** (0. 0013)	0. 0134 *** (0. 0049)	- 0. 0139 *** (0. 0040)	0. 0265 ** (0. 0132)	- 0. 0207 *** (0. 0006)	0. 0030 (0. 0034)
受教育程度	0. 0338 *** (0. 0055)	0. 1816 *** (0. 0189)	0. 0527 *** (0. 0182)	0. 2417 *** (0. 0554)	0. 0236 *** (0. 0028)	0. 1562 *** (0. 0175)
婚姻状况	- 0. 0559 *** (0. 0167)	0. 9997 *** (0. 0709)	- 0. 0499 ** (0. 0249)	1. 0142 *** (0. 1017)	- 0. 0438 *** (0. 0169)	1. 1127 *** (0. 0911)
户籍	0. 3723 *** (0. 1198)	1. 8996 *** (0. 4177)	0. 6270 * (0. 3239)	2. 7860 *** (1. 0622)	0. 1251 ** (0. 0492)	1. 1143 *** (0. 2980)
收入	0. 0116 *** (0. 0015)	0. 0303 *** (0. 0061)	0. 0133 *** (0. 0029)	0. 0332 *** (0. 0101)	0. 0094 *** (0. 0014)	0. 0200 *** (0. 0077)
吸烟	0. 1440 *** (0. 0191)	0. 2729 *** (0. 0693)	0. 0976 ** (0. 0491)	0. 0876 (0. 1684)	0. 1654 *** (0. 0151)	0. 3168 *** (0. 0767)
家庭规模	0. 0631 *** (0. 0129)	0. 2293 *** (0. 0500)	0. 0981 ** (0. 0387)	0. 3495 *** (0. 1330)	0. 0442 *** (0. 0089)	0. 1892 *** (0. 0625)
医疗财政支出	- 0. 2032 ** (0. 0807)	- 0. 7899 *** (0. 2947)	- 0. 4732 * (0. 2648)	- 1. 8880 ** (0. 9435)	- 0. 0114 (0. 0275)	- 0. 0946 (0. 1652)
经济发展	0. 7978 *** (0. 1770)	4. 4909 *** (0. 8711)	1. 5049 ** (0. 6416)	7. 6053 *** (2. 7610)	0. 4985 *** (0. 0962)	3. 3138 *** (0. 8171)
普惠金融	1. 3311 ** (0. 5789)	3. 9246 *** (1. 2880)	2. 2542 (1. 4044)	4. 4921 * (2. 3048)	0. 0077 (0. 2025)	0. 8806 (0. 7097)
时间固定效应	是	是	是	是	是	是
常数项	- 5. 7238 ** (2. 6716)	- 22. 2728 *** (8. 3536)	- 11. 2892 (7. 1597)	- 32. 7078 * (18. 0707)	- 0. 9382 (1. 3563)	- 12. 0989 (8. 2622)
样本量	87774	65652	87774	65652	87774	65652

注：（1）*、**、***分别表示10%、5%和1%的显著性水平；（2）括号里面报告了系数聚类标准误（聚类到个体）。

此外，为保证上面估计结果的稳健性，本章还使用伊扎克（Yitzhaki）指数来度量家庭财富差距。伊扎克指数与卡克瓦尼指数的区别在于，伊扎克指数未考虑参照群的财富均值。表 6 – 10 第（5）~ 第（6）列报告了使用伊扎克指数计算得到的家庭财富差距对个体健康影响估计结果。其估计结果表明，家庭财富差距对个体身体和心理健康影响的估计系数依然负向显著，进一步说明家庭财富差距对个体身体和心理健康有显著负向影响这一结论是稳健的。

6.3 异质性分析

为进一步考察家庭差距对个体健康影响的异质性，本章在此章节分别考察了家庭财富差距对不同受教育程度、不同户籍、不同年龄段以及不同财富水平个体身体健康和心理健康的影响。

6.3.1 受教育程度异质性

受教育程度较高的个体，其人力资本往往更高，其收入水平和就业质量相对受教育程度低的个体而言也更高。此外，受教育程度高的群体在住房、社保、子女的教育资源等方面均有优势。这能在一定程度缓解由财富差距造成的相对剥夺感给健康带来的负向影响（成前和李月，2020）。同时，受教育程度高的群体其健康意识和认知更高，其对医疗保险等健康保健的投入也越多。而健康投入的增加能有效提高医疗服务水平，进而提高其健康状况。综上，本章认为家庭财富差距对受教育程度更低的个体健康状况的负向影响更大。

为验证以上猜想，本章将样本分为受教育程度高和受教育程度低的两个子样本，分别使用两阶段最小二乘考察家庭财富差距对不同受教育程度个体身体健康和心理健康的影响①。由表 6 – 11 估计结果可知，家庭财富

---

① 若个体受教育程度大于全样本受教育程度的平均年限，则认为该个体为受教育程度高的个体，否则认为该个体为受教育程度低的个体。

差距无论是对受教育程度高还是受教育程度低的个体身体健康及心理健康影响的估计系数均负向显著，说明家庭财富差距对不同受教育程度个体健康均有显著负向影响。分析家庭财富差距的系数可知，家庭财富差距对受教育程度较低个体身体健康及心理健康影响估计系数的绝对值均大于受教育程度高的个体。综上可知，家庭财富差距对受教育程度低的个体健康的影响大于受教育程度高的个体。

表6-11　　　　家庭财富差距对不同受教育程度个体健康影响的异质性

变量	(1)	(2)	(3)	(4)
	身体健康		心理健康	
	高受教育程度	低受教育程度	高受教育程度	低受教育程度
家庭财富差距	-0.208 *** (0.061)	-0.409 *** (0.104)	-0.974 *** (0.218)	-2.212 *** (0.376)
年龄	-0.023 *** (0.000)	-0.021 *** (0.001)	-0.002 (0.002)	-0.010 *** (0.002)
婚姻状况	-0.074 *** (0.017)	-0.029 (0.021)	0.597 *** (0.067)	1.384 *** (0.084)
户籍	-0.074 *** (0.014)	-0.006 (0.018)	0.153 *** (0.049)	0.436 *** (0.064)
收入	0.006 *** (0.001)	0.017 *** (0.002)	0.015 *** (0.004)	0.039 *** (0.006)
吸烟	0.133 *** (0.014)	0.260 *** (0.018)	0.278 *** (0.047)	0.667 *** (0.061)
家庭规模	0.010 *** (0.003)	0.022 *** (0.004)	-0.015 (0.012)	0.051 *** (0.015)
医疗财政支出	0.058 *** (0.015)	0.049 ** (0.019)	0.182 *** (0.051)	0.375 *** (0.067)
经济发展	0.196 *** (0.029)	0.182 *** (0.037)	0.919 *** (0.098)	1.326 *** (0.126)
普惠金融	-0.761 *** (0.080)	-0.351 *** (0.105)	-0.710 *** (0.255)	-0.864 ** (0.342)
时间固定效应	是	是	是	是
常数项	4.741 *** (0.393)	2.839 *** (0.502)	17.151 *** (1.350)	7.948 *** (1.746)
样本量	46266	41508	33278	32374

注：(1) *、**、*** 分别表示10%、5%和1%的显著性水平；(2) 括号里面报告了系数聚类标准误（聚类到个体）。

6.3.2 户籍异质性

相较于城市地区而言，农民地区医疗条件等各种资源更为有限，而这些有限的资源往往集中在那些拥有更多财富的家庭手里。而城市地区各种医疗设施要远好于农村地区，且医疗覆盖面更广。因此，财富差距对农村地区居民健康的影响可能要大于城镇地区。同时，城市地区同一社区居民之间的交流较少，甚至很多小区会出现连自家邻居都不认识或很少交流的情况，更不要谈和邻居做比较。而在农村地区居民的交流相对于城市居民而言要密切得多，平日里遇到红白喜事，村里居民大多都会随礼并聚集在一起，平日农闲或过年过节大家闲来无事也会在一起谈笑风生。在频繁的交流过程中自然更容易与周围的人进行比较，而那些家庭财富处于底端的居民很容易产生心理落差，进而造成心理不平衡，严重时甚至会导致心理疾病。综上所述，本章认为家庭财富差距对农村地区居民健康的影响可能会大于城镇地区。

为验证以上猜想，本章使用两阶段最小二乘分别考察了家庭财富差距对城镇以及农村地区居民身体健康和心理健康的影响。表6-12第（1）列家庭财富差距对城市地区居民身体健康的影响负向显著，家庭财富差距对农村地区居民身体健康影响的估计系数为-0.315，在1%显著性水平负向显著，且家庭财富差距对农村地区居民身体健康影响的估计系数的绝对值要大于城镇地区。由表6-12第（3）列和第（4）列估计结果表明，家庭财富差距对城镇地区居民心理健康的影响负向显著，家庭财富差距对农村地区居民心理健康的影响负向显著，且对城镇地区居民心理健康影响的估计系数绝对值要小于农村地区。综上可知，家庭财富差距对农村居民健康的影响要大于城镇地区，验证了上文的猜想。

表6-12　　　　家庭财富差距对不同户籍居民健康影响的异质性

变量	(1)	(2)	(3)	(4)
	身体健康		心理健康	
	城镇	农村	城镇	农村
家庭财富差距	-0.231*** (0.067)	-0.315*** (0.093)	-0.839*** (0.249)	-1.824*** (0.326)

续表

变量	（1）	（2）	（3）	（4）
	身体健康		心理健康	
	城镇	农村	城镇	农村
年龄	-0.021*** （0.001）	-0.023*** （0.000）	0.006*** （0.002）	-0.012*** （0.002）
受教育程度	0.011*** （0.002）	0.017*** （0.002）	0.092*** （0.007）	0.115*** （0.006）
婚姻状况	-0.077*** （0.018）	-0.054*** （0.018）	0.883*** （0.075）	1.108*** （0.072）
收入	0.008*** （0.001）	0.009*** （0.002）	0.014*** （0.005）	0.017*** （0.005）
吸烟	0.145*** （0.016）	0.226*** （0.015）	0.351*** （0.054）	0.547*** （0.053）
家庭规模	0.014*** （0.004）	0.020*** （0.004）	0.008 （0.015）	0.043*** （0.012）
医疗财政支出	0.092*** （0.016）	0.029 （0.018）	0.305*** （0.057）	0.281*** （0.062）
经济发展	0.137*** （0.031）	0.261*** （0.036）	0.812*** （0.106）	1.357*** （0.119）
普惠金融	-0.489*** （0.085）	-0.734*** （0.104）	-0.203 （0.275）	-1.540*** （0.333）
时间固定效应	是	是	是	是
常数项	2.927*** （0.442）	4.364*** （0.474）	11.103*** （1.528）	12.949*** （1.612）
样本量	39798	47976	29549	36103

注：（1）＊、＊＊、＊＊＊分别表示10%、5%和1%的显著性水平；（2）括号里面报告了系数聚类标准误（聚类到个体）。

6.3.3　年龄异质性

中老年人相较于青年人身体素质更差，心理更加脆弱和敏感。同时，部分独居的中老年人更容易感到孤独。因此，中老年人可能更容易受到外界因素影响，当自身感知到不平等时，更容易产生焦虑、失眠、烦躁等负面情绪。综上，本章认为家庭财富差距对中老年人健康的影响可能更大。为验证这一猜想，本章按照世界卫生组织对年龄段的划分，将小于 45 岁的居民视为青年，将 45 岁及以上的个体视为中老年。本章分别使用两阶段最小二乘考察家庭财富差距对青年以及中老年群体身体健康和心理健康的影响。

　　表 6 - 13 第（1）列家庭财富差距对青年群体健康影响的估计结果表明，家庭财富差距对青年身体健康影响的估计系数为 - 0.14，负向不显著，说明家庭财富差距对青年身体健康没有显著影响。表 6 - 13 第（3）列估计结果表明，家庭财富差距对青年心理健康影响的估计系数负向不显著，说明家庭财富差距对青年个体心理健康没有显著影响。由表 6 - 13 第（2）列和第（4）列估计结果可知，家庭财富差距对中老年群体身体健康和心理健康影响的估计系数分别为 - 0.305 和 - 1.479，均在 1% 显著性水平负向显著。说明家庭财富差距对中老年群体身体健康和心理健康均有显著负向影响。对比家庭财富差距对青年群体和中老年群体健康影响估计系数的绝对值和显著情况可知，家庭财富差距对中老年群体健康影响估计系数的绝对值更大，说明家庭财富差距对中老年人身体健康和心理健康的影响要大于青年群体。

表 6 - 13　　　　家庭财富差距对不同年龄居民健康影响的异质性

变量	（1）	（2）	（3）	（4）
	身体健康		心理健康	
	小于 45 岁	45 岁及以上	小于 45 岁	45 岁及以上
家庭财富差距	- 0.140 (0.095)	- 0.305 *** (0.069)	- 0.588 (0.369)	- 1.479 *** (0.236)
受教育程度	0.021 *** (0.002)	0.029 *** (0.002)	0.095 *** (0.009)	0.110 *** (0.005)
婚姻状况	- 0.308 *** (0.017)	0.031 * (0.019)	0.366 *** (0.075)	1.338 *** (0.070)
户籍	- 0.126 *** (0.017)	- 0.052 *** (0.014)	- 0.083 (0.065)	0.385 *** (0.048)

续表

变量	（1）	（2）	（3）	（4）
	身体健康		心理健康	
	小于 45 岁	45 岁及以上	小于 45 岁	45 岁及以上
收入	0.002 （0.001）	0.024*** （0.001）	−0.004 （0.006）	0.032*** （0.004）
吸烟	0.104*** （0.017）	0.201*** （0.014）	0.260*** （0.062）	0.500*** （0.046）
家庭规模	0.039*** （0.004）	0.031*** （0.004）	0.047*** （0.014）	0.035*** （0.012）
医疗财政支出	0.044** （0.018）	0.085*** （0.015）	0.248*** （0.066）	0.370*** （0.050）
经济发展	0.291*** （0.045）	0.120*** （0.029）	0.661*** （0.174）	1.382*** （0.095）
普惠金融	−1.316*** （0.168）	−0.538*** （0.073）	−0.740 （0.711）	−1.370*** （0.229）
时间固定效应	是	是	是	是
常数项	5.355*** （0.582）	1.652*** （0.387）	17.305*** （2.312）	8.466*** （1.297）
样本量	28470	59304	18227	47425

注：（1）*、**、***分别表示 10%、5% 和 1% 的显著性水平；（2）括号里面报告了系数聚类标准误（聚类到个体）。

6.3.4　财富异质性

家庭财富差距对不同财富水平个体健康的负向影响可能存在差异。封进和余央央（2007）的研究表明，不平等的加剧会强化收入效应，其含义是缺乏收入的群体其收入更容易遭受负向冲击。财富差距的扩大，会加强财富效应，这可能会导致穷者越、穷富者越富。事实上，低财富群体其相较于富裕群体而言，能力可能更差，工作相对更加不稳定，缺乏相应的社会保障，让其本不多的财富更容易被富裕群体掠夺，进一步加剧其心理负担与相对剥夺感，造成财富损失和健康下降的恶性循环。因此，财富差距的扩大对家庭财富较少个体健康的负向影响可能更大。

　　为验证以上猜想，本章按照财富的均值，将样本分为高财富样本和低财富样本，分别使用 2SLS 来考察家庭财富差距对个体身体和心理健康的影响①。由表 6 - 14 第（1）列和第（3）列估计结果可知，家庭财富对低财富群体身体和心理健康影响的估计系数分别为 - 0.421 和 - 1.419，均在1% 显著水平负向显著，说明家庭财富差距对低财富群体身体和心理健康均有显著负向影响。表 6 - 14 第（2）列和第（4）列结果表明，家庭财富差距对财富较高群体身体健康影响负向不显著，对财富较高群体心理健康的影响负向显著。但对比其估计系数可知，家庭财富差距对财富分布处于尾部的群体健康的影响更大。

表 6 - 14　　　　家庭财富差距对不同财富水平居民健康的影响

变量	（1）	（2）	（3）	（4）
	身体健康		心理健康	
	低财富	高财富	低财富	高财富
家庭财富差距	- 0.421 ***	- 0.062	- 1.419 ***	- 1.019 *
	(0.096)	(0.154)	(0.352)	(0.534)
年龄	- 0.023 ***	- 0.020 ***	- 0.008 ***	0.010 ***
	(0.000)	(0.001)	(0.001)	(0.002)
受教育程度	0.016 ***	0.007 ***	0.115 ***	0.066 ***
	(0.002)	(0.002)	(0.005)	(0.008)
婚姻状况	- 0.065 ***	- 0.081 ***	1.060 ***	0.743 ***
	(0.015)	(0.025)	(0.059)	(0.103)
户籍	- 0.050 ***	- 0.005	0.233 ***	0.181 **
	(0.012)	(0.025)	(0.044)	(0.089)
收入	0.009 ***	0.006 ***	0.022 ***	0.005
	(0.001)	(0.002)	(0.004)	(0.006)
吸烟	0.197 ***	0.171 ***	0.469 ***	0.406 ***
	(0.013)	(0.021)	(0.044)	(0.069)
家庭规模	0.021 ***	0.013 ***	0.033 ***	0.020
	(0.003)	(0.005)	(0.011)	(0.018)
医疗财政支出	0.040 ***	0.052 **	0.330 ***	0.107
	(0.015)	(0.021)	(0.051)	(0.072)

---

　　① 若个体家庭财富大于财富的中位数，则将该个体归为高财富样本，反之则归为低财富样本。

续表

变量	(1)	(2)	(3)	(4)
	身体健康		心理健康	
	低财富	高财富	低财富	高财富
经济发展	0.223 ***	0.148 ***	1.176 ***	0.774 ***
	(0.029)	(0.040)	(0.100)	(0.130)
普惠金融	-0.443 ***	-0.807 ***	-0.775 ***	-0.703 *
	(0.086)	(0.120)	(0.277)	(0.384)
时间固定效应	是	是	是	是
常数项	3.214 ***	5.222 ***	9.792 ***	18.609 ***
	(0.346)	(0.602)	(1.205)	(2.063)
样本量	68481	19293	51031	14621

注：(1) *、**、*** 分别表示 10%、5% 和 1% 的显著性水平；(2) 括号里面报告了系数聚类标准误（聚类到个体）。

6.4 作用机制分析

6.4.1 家庭财富差距对居民健康保险投入的影响

本章在第 3 章从理论层面详细分析了家庭财富差距可能通过影响居民健康保险投入进而影响个体健康的机制，本章在此处将个体是否购买医疗保险作为居民健康保险投入的代理变量，考察了家庭财富差距对居民医疗保险投入的影响，进而从实证的角度验证家庭财富差距影响居民健康的机制。表 6-15 第（1）列报告了家庭财富差距对居民医疗保险投入的影响（若购买了医疗健康保险则赋值为 1，否则赋值为 0）①。表 6-15 第（1）列估计结果表明，家庭财富差距对居民健康保险购买有显著的负向影响。说明家庭财富差距能显著降低购买医疗保险的可能性。以上结论与上文理

①　CFPS 问卷中对居民医疗保险购买相关问题为："您有哪些医疗保险"，受访者可回答"不知道""公费医疗""城镇职工医疗保险""城镇居民医疗保险""补充医疗保险""新型农村合作医疗""以上都没有"。本章删除了回答为"不知道"的样本。由于 CFPS 数据并未包含单独的商业健康保险投资的数据，而 CHFS 数据中并未公布村/居的代码。因此，本章也并未使用 CHFS 数据考察家庭财富差距对居民商业健康保险投入的影响。

论分析得到的结果一致，进一步说明家庭财富差距能通过降低个体健康保险的投入进而影响个体健康水平。

表 6 – 15 　　　　　　　　　　　作用机制检验结果

变量	(1) 健康保险	(2) 邻里关系
家庭财富差距	- 0. 0726 *** (0. 0130)	- 0. 0603 *** (0. 0156)
年龄	0. 0016 *** (0. 0001)	- 0. 0011 *** (0. 0004)
受教育程度	0. 0013 *** (0. 0003)	0. 0056 *** (0. 0015)
婚姻状况	0. 0666 *** (0. 0034)	0. 0039 (0. 0142)
户籍	- 0. 0365 *** (0. 0025)	- 0. 0381 *** (0. 0121)
收入	0. 0004 (0. 0003)	- 0. 0027 ** (0. 0013)
吸烟	- 0. 0007 (0. 0024)	- 0. 0177 (0. 0126)
家庭规模	0. 0009 (0. 0006)	0. 0063 ** (0. 0031)
医疗财政支出	0. 0286 *** (0. 0027)	- 0. 1125 *** (0. 0130)
经济发展	- 0. 0823 *** (0. 0058)	0. 5021 *** (0. 0332)
普惠金融	0. 0466 ** (0. 0183)	- 1. 7752 *** (0. 1129)
时间固定效应	是	是
常数项	0. 7209 *** (0. 0747)	10. 7728 *** (0. 4374)
样本量	87560	22121

注：(1) *、**、*** 分别表示 10%、5% 和 1% 的显著性水平；(2) 括号里面报告了系数聚类标准误（聚类到个体）。

6.4.2　家庭财富差距对邻里关系的影响

第 3 章理论分析厘清了家庭财富差距可能会通过影响邻里关系进而影响个体健康的机制，本章在此处使用计量模型来考察家庭财富差距对邻里关系的影响，进而从实证层面验证家庭财富差距通过影响邻里关系进而影响个体健康的作用机制。

由于 2012 年及 2018 年 CFPS 问卷均未包含有关邻里关系的相关数据，所以在考察家庭财富差距对邻里关系的影响时，本章并未使用 2012 年及 2018 年 CFPS 数据。虽然 2014 年及 2016 年 CFPS 数据均包含有关邻里关系的信息，但 2014 年和 2016 年 CFPS 有关邻里关系的问题有所区别。2014 年 CFPS 有关邻里关系的具体问题为："过去 12 个月，您家与邻里之间的关系如何？"，受访者可回答 "1. 很和睦" "2. 比较和睦" "3. 关系一般（如：来往很少但没有矛盾）" "4. 关系有些紧张" "5. 关系很紧张"。2016 年有关邻里关系的问题为："您觉得您所住小区的邻里关系如何"。鉴于 2014 年 CFPS 有关邻里关系的问题能更好地反映个体和邻里的关系。因此，在考察家庭财富差距对邻里关系的影响时，本章只使用了 2014 年 CF-PS 数据。表 6 – 15 第（2）列报告了家庭财富差距对邻里关系影响的估计结果。表 6 – 15 第（2）列估计结果表明，家庭财富差距对邻里关系有显著负向影响，说明家庭财富差距的扩大会对邻里关系带来负向影响，以上结果与第 3 章理论分析结果一致，进一步说明了家庭财富差距能通过影响邻里关系进而影响个体健康。

6.5　扩展分析

上面分析中考察了家庭财富差距对居民身体健康与心理健康影响的净效应。本章在此小节进一步分析了家庭财富差距对居民身体健康和心理健康的中长期影响。鉴于 CFPS 数据每隔两年调查一次，且本章在此章节主要使用的是 2012 ~ 2018 年 CFPS 数据。因此，本章可将个体健康与家庭滞后 2 年、4 年以及 6 年的家庭财富差距相匹配，进而考察家庭财富差距对居民 2 年后、4 年后以及 6 年后个体身体健康和心理健康的影响。需要注意的是，由于 2014 年 CFPS 缺乏 8 题的流调中心抑郁量表，所以在考察家庭财富差距对居民 2 年后心理健康影响时，其样本量要少于表 6 - 16 第（5）列家庭财富差距对居民身体健康影响所使用的样本量。

表 6 - 16 家庭财富差距对居民身体健康以及心理健康滞后影响的估计结果表明，家庭财富差距对居民 6 年后个体身体健康及心理健康影响的估计系数分别为 - 0. 222 和 - 0. 618，均在 1% 显著性水平负向显著。此外，家庭财富差距对居民 2 年后以及 4 年后身体健康以及心理健康的影响均负向显著。综上可知，家庭财富差距不仅在短期内会影响居民身体健康和心理健康，其在中长期内也会对居民健康产生显著负向影响。

表 6 - 16　　　　　　　家庭财富差距对居民健康的中长期影响

变量	(1) 身体健康	(2) 心理健康	(3) 身体健康	(4) 心理健康	(5) 身体健康	(6) 心理健康
财富滞后 6 年	- 0. 222 *** (0. 034)	- 0. 618 *** (0. 117)				
财富滞后 4 年			- 0. 131 *** (0. 023)	- 0. 652 *** (0. 077)		
财富滞后 2 年					- 0. 145 *** (0. 018)	- 0. 776 *** (0. 070)
年龄	- 0. 018 *** (0. 001)	0. 009 *** (0. 003)	- 0. 020 *** (0. 001)	- 0. 001 (0. 002)	- 0. 021 *** (0. 001)	- 0. 001 (0. 002)
受教育程度	0. 005 * (0. 003)	0. 111 *** (0. 009)	0. 009 *** (0. 002)	0. 106 *** (0. 006)	0. 012 *** (0. 002)	0. 108 *** (0. 006)
婚姻状况	0. 041 (0. 038)	1. 640 *** (0. 144)	- 0. 032 (0. 025)	1. 309 *** (0. 091)	- 0. 037 * (0. 020)	1. 177 *** (0. 082)
户籍	- 0. 049 ** (0. 024)	0. 442 *** (0. 081)	- 0. 023 (0. 018)	0. 299 *** (0. 058)	- 0. 023 (0. 015)	0. 304 *** (0. 055)
收入	0. 013 *** (0. 003)	0. 017 ** (0. 008)	0. 012 *** (0. 002)	0. 007 (0. 006)	0. 010 *** (0. 002)	0. 013 ** (0. 006)
吸烟	0. 189 *** (0. 025)	0. 536 *** (0. 081)	0. 212 *** (0. 018)	0. 497 *** (0. 058)	0. 199 *** (0. 015)	0. 507 *** (0. 055)

续表

变量	(1)	(2)	(3)	(4)	(5)	(6)
	身体健康	心理健康	身体健康	心理健康	身体健康	心理健康
家庭规模	0.023 *** (0.006)	0.032 (0.020)	0.016 *** (0.004)	0.030 ** (0.014)	0.020 *** (0.004)	0.056 *** (0.013)
医疗财政支出	0.090 *** (0.026)	0.268 *** (0.087)	0.088 *** (0.019)	0.369 *** (0.062)	0.075 *** (0.017)	0.324 *** (0.059)
经济发展	0.602 *** (0.079)	1.596 *** (0.258)	0.393 *** (0.058)	1.025 *** (0.187)	0.347 *** (0.043)	1.279 *** (0.180)
普惠金融	− 2.720 *** (0.363)	− 3.897 *** (1.194)	− 1.907 *** (0.260)	− 0.645 (0.854)	− 1.348 *** (0.172)	− 1.964 ** (0.822)
时间固定效应	否	否	是	是	是	是
常数项	10.395 *** (1.297)	21.650 *** (4.315)	7.738 *** (0.949)	8.899 *** (3.157)	5.328 *** (0.637)	14.446 *** (3.027)
样本量	11341	11341	26132	26132	42580	30149
拟合优度	0.075	0.066	0.086	0.077	0.103	0.077

注：(1) * 、 ** 、 *** 分别表示10%、5%和1%的显著性水平；(2) 括号里面报告了系数聚类标准误（聚类到个体）。

6.6 本章小结

本章所用到的数据包括 2012 ~ 2018 年 CFPS 数据、2013 ~ 2019 年 CHFS 数据以及万德（Wind）数据库下载得到的医疗卫生财政支出、经济发展水平以及北京大学数字普惠金融研究中心公布的数字普惠金融发展数据。由于第 5 章已考察家庭绝对财富对居民健康的影响，本章在这一章节尝试从家庭相对财富的视角，考察了家庭财富差距对居民健康的短期及中长期影响及作用机制。以期全面认识家庭财富对居民健康的影响。本章首先使用双向固定效应模型以及两阶段最小二乘考察了家庭财富差距对居民健康的影响。研究结果表明，家庭财富差距对居民身体健康以及心理健康均有显著负向影响。

为保证家庭财富差距对居民健康影响的稳健性，本章通过替换工具变量、考虑自选择、替换模型和被解释变量的测度方式、替换数据以及替换家庭财富差距的测度等方式进行稳健性检验,各种稳健性检验均支持家庭财富差距会对居民健康产生显著负向影响。此外,本章还考察了家庭财富差距对不同受教育程度、不同户籍、不同年龄段以及不同富裕程度居民身体健康及心理健康影响的异质性。研究结果发现,家庭财富差距对受教育程度较低、农村地区、年龄较大以及财富较低的居民身体健康和心理健康的影响更大。同时,本章还考察了家庭财富差距影响居民身体健康和心理健康的作用机制。作用机制检验结果表明,家庭财富差距可通过影响居民健康保险投入以及邻里关系进而影响其身体和心理健康。最后,本章还分析了家庭财富差距对居民身体健康和心理健康的中长期影响。其估计结果表明,家庭财富差距不仅在短期内会对居民健康产生影响,家庭财富差距对个体健康的影响在中长期依然显著。

第 **7** 章

研究结论、政策启示及研究展望

7.1 研究结论

本书依托"十四五"规划和党的二十大坚定不移促进"共同富裕"及全面推进"健康中国"的战略背景,以及新冠疫情冲击导致家庭财富大量缩水的现实背景,构建了家庭财富影响个体健康的理论模型。在此框架下,本书使用了 CFPS、CHFS、CHNS、CHIP 等多套大型且有代表性的微观数据,并将其与省份层面宏观数据匹配,实证检验了家庭绝对财富(累积财富、财富冲击)以及家庭相对财富(财富差距)对居民身体健康和心理健康的影响及作用机制。本书主要结论有五点。

第一,基于 2012~2018 年 CFPS 数据,本书对我国居民健康以及家庭财富的现状及异质性进行分析。本部分的研究得到如下结论:相较于农村户籍而言,城市户籍个体的身体健康及心理健康水平更高;东部地区居民的身体健康及心理健康水平整体而言要高于中西部地区;相较于受教育程度低的个体而言,受教育程度高的个体其身体健康和心理健康水平整体而言更高。随着个体年龄的提高,个体身体健康和心理健康状况存在下降趋势。家庭财富水平的异质性结果表明,城市户籍、高受教育程度个体其家庭财富水平要远高于农村地区和低受教育程度个体。不同区域家庭财富水平的分析结果表明,西部地区家庭财富水平最低,中部地区家庭财富水平居中,东部地区家庭财富水平要远高于中西部地区。

第二,基于 2012~2018 年 CFPS 数据以及 2013~2019 年 CHFS 数据,

本书使用双向固定效应模型、两阶段最小二乘等模型考察了家庭累积财富对个体身体健康和心理健康的短期及中长期影响。本部分的研究结论如下：（1）家庭累积财富对个体身体健康以及心理健康有显著正向影响，且这一影响在中长期依然显著。此外，家庭财富对个体身体健康及心理健康的影响并非线性，而是存在倒"U"形影响。（2）异质性分析结果表明：家庭财富对受教育低的个体身体健康和心理健康的影响大于受教育程度高的个体；家庭财富对低年龄个体身体健康和心理健康的影响小于高年龄组个体；相对于东中部地区居民而言，家庭财富对西部地区居民身体健康和心理健康的影响更大。（3）作用机制检验结果显示，家庭财富会通过提高居民健康保险投入以及抑制个体过度劳动进而影响个体的身体与心理健康。（4）鉴于流动人口的特殊性，本书还考察了家庭财富对流动人口健康的影响，研究发现，家庭财富对流动人口健康有显著正向影响。

第三，为更好地识别家庭财富对个体健康的影响，基于 2012～2018 年 CFPS 数据，使用双重差分模型考察了"房屋拆迁"这一正向的财富冲击对个体身体健康及心理健康的影响。主要结论为：（1）房屋拆迁对家庭净财富、家庭房产价值以及房屋数量有显著正向影响。（2）房屋拆迁带来的正向财富冲击并不会对个体身体健康造成显著影响，而会对个体心理健康产生显著正向影响。（3）异质性分析结果表明，房屋拆迁对女性心理健康的影响要大于男性；相较于城镇地区家庭而言，房屋拆迁对农村地区个体心理健康的影响更大，且房屋拆迁对中老年个体心理健康的影响要大于青年个体。（4）除拆迁经历外，拆迁金额也会对个体心理健康产生显著正向影响。（5）本书的作用机制检验发现，拆迁带来的财富冲击能通过提高家庭健康保险投入以及抑制个体过度劳动进而影响其心理健康。

第四，本书基于 1989～2011 年 CHNS 数据使用双重差分模型考察了"住房制度改革"这一正向的财富冲击对个体身体健康的影响。研究结果表明：（1）住房制度改革带来的正向财富冲击对个体身体健康有显著正向影响。（2）异质性分析结果表明，住房制度改革对东部地区居民以及女性身体健康的影响要大于中西部地区以及男性居民。（3）作用机制检验结果表明，住房制度改革可能通过促进居民购买健康医疗保险以及抑制个体过度劳动进而提高其健康水平。

第五，本书基于 2012 ~ 2018 年 CFPS 数据、2013 ~ 2019 年 CHFS 数据，并将其与宏观省份层面数据匹配，从相对财富的视角，考察了家庭财富差距对个体身体健康及心理健康的短期及中长期影响，并进一步探究了家庭财富差距影响个体身体健康和心理健康的作用机制。实证分析主要得到以下结论：（1）家庭财富差距对个体身体健康及心理健康均有显著负向影响。（2）家庭财富差距对不同受教育程度、不同户籍、不同年龄以及不同财富水平个体身体健康和心理健康的影响存在异质性。具体来看，相较于受教育程度高、城市户籍、青年以及家庭财富积累较多的个体而言，家庭财富差距对低受教育程度、农村户籍、中老年个体以及财富积累较少的个体身体健康和心理健康的影响更大。（3）扩展分析结果表明，家庭财富差距不仅会对个体身体健康及心理健康产生短期负向影响，其对个体健康带来的负向影响在中长期依然显著。（4）作用机制分析结果表明，家庭财富差距会影响居民健康保险投入以及邻里关系进而影响其健康状况。

7.2　政策启示

本书的主要研究结论表明，无论是累积财富还是正向的财富冲击均能显著提高居民的健康水平。此外，除绝对财富外，家庭的相对财富，也即财富差距能显著降低居民健康水平，且财富对居民健康的影响在中长期依然显著。本书的研究有如下六点的政策启示。

第一，本书第 3 章理论分析以及实证部分机制检验结果均表明，家庭累积财富以及正向的财富冲击会通过促进个体购买健康保险以及抑制个体过度劳动进而提高个体健康水平；家庭财富差距的增加会通过抑制个体购买医疗保险、破坏邻里关系进而影响居民健康。考虑到健康保险能提高个体健康水平。因此，政府还应完善社会保障体系，推进基本医疗健康保险全覆盖。对于贫困家庭而言，政府可适当给予他们参加合作医疗的现金补贴，提高其健康保险参与意愿。对个体而言，无论家庭财富的多少，在保持上进心的前提下，要适当"内卷"，注意劳逸结合，要在工作和生活中寻求一个平衡点，合理安排工作以及休息时间，避免过度劳动，努力确保身体健康和心理健康。对政府而言，应该完善相关的法律法规，规范用人单位相关制度，保障劳动者权益，为劳动者创造一个良好的就业环境。此外，对个人而言，无论周围邻居财富的多少，都应该放平心态，少一些嫉妒，处理好邻里关系，构建和谐融洽的邻里关系。

第二，本书第4章研究发现，农村地区居民健康水平要低于城市地区，西部地区居民健康水平要低于中部及东部地区。因此，政府在有关健康政策制定的时候要适当向农村以及中西部等经济发展不充分的地区倾斜。此外，城市地区家庭财富要远高于农村地区，东部地区家庭财富要远高于中西部地区。因此，要推动共同富裕，应重点提高农村以及中西部地区家庭财富水平。

第三，本书第5章的研究发现，家庭财富能通过促进居民购买健康保险以及抑制个体过度劳动进而提高居民身体健康以及心理健康。鉴于家庭财富能显著提高居民健康。而在逆全球化以及新冠疫情叠加的大背景下，全球资产面临通胀的风险，居民也面临财富缩水以及收入下滑的风险。因此，政府既要保障家庭财产安全，还要千方百计持续提高家庭收入，为家庭实现财富积累提供良好的制度环境。对于金融机构而言，可以推出适用于不同家庭的金融产品，进而帮助家庭稳定持续积累财富。

第四，本书第5章研究结论表明，正向的财富冲击（房屋拆迁以及住房制度改革）会对居民的健康产生显著正向影响。考虑到房屋拆迁带来的财富效应能显著提高居民心理健康水平。因此，政府在房屋拆迁过程中，在避免暴力拆迁的同时，要充分给予拆迁户现金、住房等直接的福利补偿，以此来降低房屋拆迁给居民带来的心理创伤。此外，在给予拆迁户现金补贴、商品房或保障性住房的基础上，还可以通过给拆迁户购买医疗保险等方式给予补偿，这样不仅保证了拆迁过程的公平公正，也扩大了医疗保险覆盖面，进而有效提高居民健康水平。

第五，本书第5章研究结论还表明，除房屋拆迁外，住房制度改革带来的正向财富冲击也能提高居民健康水平。因此，政府应构建合理完善的住房配置体系，我国当前住房保障体系是以非产权为导向，保障对象仅有居住权没有产权，很难享受到住房增值带来的财富增长。因此，政府应创新保障性住房产权配置模式，使受保障对象共享房价上涨带来的财富收益，进而缩小不同类型居民住房财富差距，提高居民健康水平。此外，政府还应确保房地产市场平稳运行。受新冠疫情的影响，我国房价下行压力较大，而我国家庭住房财富占家庭的总财富份额较大。因此，政府在进行宏观决策时既要坚持房住不炒的原则，也要避免房价大起大落，保障居民房产财富。

第六，本书第 6 章揭示了财富差距增大带来的负面影响。也即，家庭财富差距的增大会通过降低居民保险投入以及破坏邻里关系显著降低居民的身体和心理健康。本书的研究结论凸显了调节收入分配、缩小财富差距的重要性和紧迫性。财富差距的缩小不仅能促进社会公平，还能有效提高居民身体健康及心理健康，有利于全面推进健康中国建设。同时，本书的研究发现家庭财富差距对农村居民以及财富积累较低的群体健康的影响更大。事实上，我国农村地区居民财富积累要远低于城市地区。因此，政府要坚持实施乡村振兴战略，让农村居民富起来。同时，政府应改善收入与财富分配格局，加大对中低收入群体转移支付力度，持续提高低收入群体收入，扩大中等收入群体，坚定不移地促进共同富裕。值得注意的是，在缩小贫富差距的过程中，还应提防以消灭不平等为旗帜而导致对市场的过度干预，避免市场激励制度的系统性崩溃。

7.3　研究展望

首先，未来的研究在条件成熟的前提下，可做有关财富对个体健康影响的田野实验，看给予现金奖励能否提高居民健康状况。此外，尽管微观数据库相较于宏观数据库而言样本量更大，涉及的指标更加丰富。但使用微观调查数据考察家庭财富对个体健康的影响也有其局限性。事实上，微观数据库无法有效地覆盖财富处于金字塔顶端的大部分人群。这是由于处于金字塔顶端的家庭相对更高的时间成本，对有关自身资产以及财富信息的隐私性更为重视，甚至其居住环境可能具有更强的封闭性，这些都会降低调研数据中覆盖高财富人群的可能性。同时，出于隐私和保护自身财产安全的考虑，受访的富裕群体也不一定会报告家庭真实的财富状况。也即，本书的研究可能低估家庭的财富状况和财富差距。因此，未来的研究可通过各种途径补齐财富水平较高群体的相关数据，进而更为准确地识别财富以及财富差距对个体或宏观经济的影响效应。此外，家庭财富差距对居民健康不平等的影响也是一个非常重要的理论与现实问题，目前相关研究还有待拓展，未来的研究可尝试探讨财富差距对居民健康不平等的影响。

其次，在对个体健康的研究对象选择方面，以往研究大都是以整体居民为研究对象，未来的研究可考察家庭财富对特殊群体健康状况的影响。比如残疾人。之所以可尝试聚焦到残疾人，是由于相对于普通居民，残疾人不仅由于身患残疾而特殊，且其生活环境也相对特殊。残疾人交往的圈子较窄，社会环境异于普通人，形成了孤僻、自卑等特殊的性格特征。研究残疾人健康状况的决定因素，有利于提高残疾人幸福感，促进残疾人就业，促进经济发展以及促进共同富裕。

再次，当前国外有大量研究考察了彩票中奖带来的正向财富冲击对居民健康的影响。但由于数据的缺乏，目前尚未有研究考察彩票对中国居民健康的影响。鉴于彩票中奖这一财富冲击相对外生，能很好地识别财富对个体健康的影响，之后的研究若有机会获得中国彩票中奖及个体健康有关数据，可尝试探讨彩票中奖对我国居民健康的影响。此外，新冠疫情的暴发使得大部分地区都经历了停工停产，严重影响了我国经济发展。新冠疫情使大部分企业或个体工商户经营困难甚至倒闭，这也造成了部分居民失业，给家庭财富造成了负面冲击。未来的研究可尝试探讨新冠疫情这一负向的财富冲击对居民身体健康以及心理健康的短期及长期影响。此外，由于地震、泥石流、台风等自然灾害也可能会给家庭造成不可预知的负向冲击。在数据支持的前提下，未来的研究也可尝试考察具体的自然灾害对个体心理健康的影响。

最后，本书的研究为家庭财富以及财富差距分别找了两个工具变量以识别家庭财富和财富差距与居民健康之间的因果关系。虽然本书的工具变量并非完全外生，但本书基于房价以及住房不平等指数构造的家庭财富差距的工具变量也为研究经济不平等对经济行为的影响提供了一些思路。未来研究在考察家庭财富不平等对个体或宏观经济影响时，可寻找更为外生的工具变量进行因果推断，进而更好地识别财富对个体健康或其他经济行为的影响。

参 考 文 献

［1］蔡诚，杨澄宇．财富不平等与遗产税的财富分布效应［J］．中国经济问题，2018（5）：86-95．

［2］柴国俊．房屋拆迁能够提高家庭消费水平吗？——基于中国家庭金融调查数据的实证分析［J］．经济评论，2014，2．

［3］成前，李月．教育水平、相对剥夺与流动人口健康［J］．云南财经大学学报，2020，36（11）：26-35．

［4］程令国，张晔．"新农合"：经济绩效还是健康绩效？［J］．经济研究，2012，47（1）：120-133．

［5］陈彦斌．中国城乡财富分布的比较分析［J］．金融研究，2008（12）：87-100．

［6］陈彦斌，邱哲圣．高房价如何影响居民储蓄率和财产不平等［J］．经济研究，2011，10：25-38．

［7］陈彦斌，陈伟泽，陈军，等．中国通货膨胀对财产不平等的影响［J］．经济研究，2013，48（8）：4-15，130．

［8］陈怡，戴雪婷，钟楚楚．居民财富不平等的理论与实证研究［J］．金融教育研究，2021，34（2）：3-16．

［9］陈永伟，顾佳峰，史宇鹏．住房财富、信贷约束与城镇家庭教育开支——来自 CFPS2010 数据的证据［J］．经济研究，2014，49（S1）：89-101．

［10］陈永伟，史宇鹏，权五燮．住房财富、金融市场参与和家庭资产组合选择——来自中国城市的证据［J］．金融研究，2015（4）：1-18．

［11］杜两省，程博文．金融摩擦、收入风险与财富不平等［J］．金融研究，2020（7）：75-94．

［12］范子英，田彬彬．税收竞争、税收执法与企业避税［J］．经济研究，2013，48（9）：99－111.

［13］方颖，赵扬．寻找制度的工具变量：估计产权保护对中国经济增长的贡献［J］．经济研究，2011，46（5）：138－148.

［14］封进，余央央．中国农村的收入差距与健康［J］．经济研究，2007（1）：79－88.

［15］盖庆恩，朱喜，史清华．财富对创业的异质性影响——基于三省农户的实证分析［J］．财经研究，2013，39（5）：134－144.

［16］甘宇，朱静，刘成玉．家庭创业及其城乡差异：金融约束的影响［J］．上海经济研究，2015（9）：15－23.

［17］宫倩楠，朱志胜．过度劳动与婚姻稳定——来自中国家庭追踪调查的经验证据［J］．人口与经济，2022（5）：129－144.

［18］郭峰，王靖一，王芳，等．测度中国数字普惠金融发展：指数编制与空间特征［J］．经济学（季刊），2020，19（4）：1401－1418.

［19］郭凤鸣，张世伟．签订劳动合同有助于缓解农民工过度劳动吗？［J］．世界经济文汇，2021（6）：1－16.

［20］韩文龙，陈航．我国转型期居民间财富差距问题的主要矛盾及新型财富分配制度构建［J］．政治经济学评论，2018，9（2）：84－105.

［21］侯淅珉，应红，张亚平．为有广厦千万间——中国城镇住房制度的重大突破［M］．桂林：广西师范大学出版社，1999.

［22］黄枫，甘犁．过度需求还是有效需求？——城镇老人健康与医疗保险的实证分析［J］．经济研究，2010，45（6）：105－119.

［23］黄家林，傅虹桥．补充医疗保险对老年人死亡率的影响：以大病保险为例［J］．世界经济，2021，44（10）：179－200.

［24］黄静，屠梅曾．房地产财富与消费：来自于家庭微观调查数据的证据［J］．管理世界，2009（7）：35－45.

［25］黄薇．医保政策精准扶贫效果研究——基于URBMI试点评估入户调查数据［J］．经济研究，2017，52（9）：117－132.

［26］江求川，张克中．宗教信仰影响老年人健康吗？［J］．世界经济文汇，2013（5）：85－106.

［27］金刚，沈坤荣．中国企业对"一带一路"沿线国家的交通投资效应：发展效应还是债务陷阱［J］．中国工业经济，2019（9）：79-97.

［28］刘宏，明瀚翔，赵阳．财富对主观幸福感的影响研究——基于微观数据的实证分析［J］．南开经济研究，2013（4）：95-110.

［29］刘华，王姣，陈力朋．住房财富效应、遗赠动机与中老年人劳动参与［J］．劳动经济研究，2020，8（3）：32-55.

［30］李建标，孙宾宾，王鹏程．财富约束、市场时机与融资行为的实验研究——优序融资和市场择时理论的行为元素提炼［J］．金融研究，2016（5）：124-137.

［31］李家山，易行健，何启志．中国居民财富不平等的测算修正、异质性与驱动机制［J］．财政研究，2021（12）：17-33.

［32］李楠，甄茂生．分家析产、财富冲击与生育行为：基于清代至民国初期浙南乡村的实证分析［J］．经济研究，2015，50（2）：145-159.

［33］李琴，雷晓燕，赵耀辉．健康对中国中老年人劳动供给的影响［J］．经济学（季刊），2014，13（3）：917-938.

［34］李庆海，张锐，孟凡强．金融知识与中国城镇居民财产性收入［J］．金融经济学研究，2018，33（3）：93-103.

［35］李实．中国财产分配差距与再分配政策选择［J］．经济体制改革，2015（1）：21-21.

［36］李实，魏众，B.古斯塔夫森．中国城镇居民的财产分配［J］．经济研究，2000（3）：16-23，79.

［37］李实，魏众，丁赛．中国居民财产分布不均等及其原因的经验分析［J］．经济研究，2005（6）：4-15.

［38］李实，杨穗．养老金收入与收入不平等对老年人健康的影响［J］．中国人口科学，2011（3）：26-33，111.

［39］梁爽，张海洋，平新乔，等．财富、社会资本与农户的融资能力［J］．金融研究，2014（4）：83-97.

［40］梁童心，齐亚强，叶华．职业是如何影响健康的？——基于2012年中国劳动力动态调查的实证研究［J］．社会学研究，2019，34（4）：193-217，246.

［41］梁银鹤，禹思恬，董志勇．房产财富与劳动供给行为——基于 CFPS 微观面板数据的分析［J］．经济科学，2019（1）：95 - 107.

［42］林淑贞，周泳宏．饥荒，性格形成与心理健康［J］．劳动经济研究，2019，7（6）：37 - 63.

［43］林友宏．"瘴气"的退却：我国疟疾防治对母婴健康影响的实证研究［J］．经济学（季刊），2021，21（3）：1043 - 1062.

［44］连玉君，黎文素，黄必红．子女外出务工对父母健康和生活满意度影响研究［J］．经济学（季刊），2015，14（1）：185 - 202.

［45］连玉君，苏治，丁志国．现金 - 现金流敏感性能检验融资约束假说吗？［J］．统计研究，2008（10）：92 - 99.

［46］刘瑞明，毛宇，亢延锟．制度松绑、市场活力激发与旅游经济发展——来自中国文化体制改革的证据［J］．经济研究，2020，55（1）：115 - 131.

［47］卢冲，伍薆霖．收入差距，社会支持与新生代农民工心理健康［J］．人口与发展，2019，25（4）：65 - 77.

［48］马万超，李辉．经济转型背景下收入差距、财富差距与消费需求的实证研究——来自中国家庭追踪调查数据的解释［J］．云南财经大学学报，2017，33（6）：63 - 72.

［49］孟俊红．试论城中村改造中拆迁补偿利益主体的缺位与错位［J］．中国土地科学，2013，27（2）：28 - 32.

［50］孟颖颖，韩俊强．财富积累、风险规避与农民工社会保险需求——来自湖北省武汉市的实证研究［J］．保险研究，2011（9）：38 - 46.

［51］潘杰，雷晓燕，刘国恩．医疗保险促进健康吗？——基于中国城镇居民基本医疗保险的实证分析［J］．经济研究，2013，48（4）：130 - 142，156.

［52］齐良书．收入、收入不均与健康：城乡差异和职业地位的影响［J］．经济研究，2006（11）：16 - 26.

［53］秦立建，陈波．医疗保险对农民工城市融入的影响分析［J］．管理世界，2014（10）：91 - 99.

［54］邱婴芝，陈宏胜，李志刚，等．基于邻里效应视角的城市居民

心理健康影响因素研究——以广州市为例 [J]. 地理科学进展，2019，38（2）：283 - 295.

[55] 任国强，黄云，周云波. 个体收入剥夺如何影响城镇居民的健康？——基于 CFPS 城镇面板数据的实证研究 [J]. 经济科学，2017（4）：77 - 93.

[56] 任国强，黄云. 相对剥夺对个体健康影响研究进展 [J]. 经济学动态，2017（2）：112 - 123.

[57] 任国强，王福珍，罗玉辉. 收入、个体收入剥夺对城乡居民健康的影响——基于 CGSS2010 数据的实证分析 [J]. 南开经济研究，2016（6）：3 - 22.

[58] 石大千，丁海，卫平，等. 智慧城市建设能否降低环境污染 [J]. 中国工业经济，2018（6）：117 - 135.

[59] 司美玉，朱瑾，王雪娇，等. 破旧与迎新：拆迁农民心理行为表现及解决策略 [J]. 中国人口资源与环境，2015（S1）：575 - 579.

[60] 苏钟萍，张应良. 收入不平等对农村居民健康的影响——基于相对剥夺的微观视角验证 [J]. 农业技术经济，2021（3）：132 - 144.

[61] 孙三百，张青萍，李冉，等. 中国地区收入与净财富不平等的演变路径识别 [J]. 地理学报，2022，77（6）：1411 - 1429.

[62] 王艾青. 过度劳动及其就业挤出效应分析 [J]. 当代经济研究，2007（1）：45 - 48.

[63] 王春超，张承莎. 非认知能力与工资性收入 [J]. 世界经济，2019，42（3）：143 - 167.

[64] 王大哲，朱红根，钱龙. 基本公共服务均等化能缓解农民工相对贫困吗？[J]. 中国农村经济，2022（8）：16 - 34.

[65] 王怀明，尼楚君，王翌秋. 农村居民收入和收入差距对健康的影响分析——基于医疗服务配置与利用视角 [J]. 农业技术经济，2011（6）：120 - 128.

[66] 王慧娟，施国庆，贾永飞. 征地拆迁对城市郊区老年农民生活影响研究——以南京市 QQ 村为例 [J]. 中国软科学，2009，5.

[67] 王海燕，岳华，李韫琪. 数字金融发展如何影响家庭"加杠

杆"？——动态效应、异质性特征与机制检验 [J]. 南方经济, 2021 (9)：18 –35.

[68] 王伟同, 陈琳. 隔代抚养与中老年人生活质量 [J]. 经济学动态, 2019, 10.

[69] 王晓娟, 石智雷. 从收入到资产：财富不平等与居民生育意愿 [J]. 经济评论, 2022 (1)：114 –126.

[70] 王欣, 杨婧. 劳动时间长度与健康的关系——基于肥胖视角 [J]. 人口与经济, 2020 (1)：29 –48.

[71] 王新军, 郑超. 医疗保险对老年人医疗支出与健康的影响 [J]. 财经研究, 2014, 40 (12)：65 –75.

[72] 温兴祥. 相对剥夺对农村中老年人健康状况的影响——基于中国健康与养老追踪调查数据的分析 [J]. 中国农村观察, 2018 (6)：110 –127.

[73] 吴炳义, 董惠玲, 武继磊, 等. 社区卫生服务水平对老年人健康的影响 [J]. 中国人口科学, 2021 (4)：114 –125, 128.

[74] 吴福象, 段巍. 新型城镇化中被拆迁户的福利补偿机制研究 [J]. 中国工业经济, 2015, 9：21 –36.

[75] 伍海霞, 贾云竹. 城乡丧偶老年人的健康自评：社会支持视角的发现 [J]. 人口与发展, 2017, 23 (1)：66 –73.

[76] 伍再华, 叶菁菁, 郭新华. 财富不平等会抑制金融素养对家庭借贷行为的作用效果吗？——基于 CHFS 数据的经验分析 [J]. 经济理论与经济管理, 2017 (9)：71 –86.

[77] 熊艾伦, 黄毅祥, 蒲勇健. 社会资本对个人健康影响的差异性研究 [J]. 经济科学, 2016 (5)：71 –82.

[78] 徐海东, 周皓. 过度劳动、健康损耗与收入补偿 [J]. 劳动经济研究, 2021, 9 (3)：3 –26.

[79] 杨耀武, 杨澄宇. 房产财富与金融财富如何影响居民消费？——理论解释与实证检验 [J]. 经济科学, 2019 (2)：92 –103.

[80] 易行健, 李家山, 张凌霜. 财富不平等问题研究新进展 [J]. 经济学动态, 2021 (12)：124 –140.

[81] 尹志超，甘犁.中国住房改革对家庭耐用品消费的影响 [J].经济学（季刊），2010，9（1）：53 – 72.

[82] 尹志超，张号栋.金融知识和中国家庭财富差距——来自 CHFS 数据的证据 [J].国际金融研究，2017（10）：76 – 86.

[83] 余丹，孙群力，周镖.家庭财富对居民健康的影响——基于 CF-PS 调查数据的实证研究 [J].海南大学学报（人文社会科学版），2021，39（3）：71 – 81.

[84] 余家林，杨梦俊，付明卫.中国劳动参与率为何下降？——基于财富效应的视角 [J].财经研究，2022，48（6）：94 – 108.

[85] 俞峰，王晔，李侨敏，等.外资进入自由化对劳动者健康的影响——来自中国健康与营养调查的经验证据 [J].国际贸易问题，2022（1）：160 – 174.

[86] 袁浩.经济社会地位、年龄与心理健康：一项基于上海的实证研究（英文）[J].社会，2011，31（1）：159 – 182.

[87] 袁微，黄蓉.房屋拆迁与家庭金融风险资产投资 [J].财经研究，2018，44（4）.

[88] 张车伟.营养、健康与效率——来自中国贫困农村的证据 [J].经济研究，2003（1）：3 – 12，92.

[89] 周慧珺，沈吉，龚六堂.中老年人健康状况与家庭资产配置——基于资产流动性的视角 [J].经济研究，2020，55（10）：193 – 208.

[90] 赵建国，周德水.自我雇佣对农民工健康的影响 [J].世界经济，2021，44（3）：184 – 204.

[91] 赵忠.我国农村人口的健康状况及影响因素 [J].管理世界，2006，3：78 – 85.

[92] 周京奎，黄征学.住房制度改革、流动性约束与"下海"创业选择——理论与中国的经验研究 [J].经济研究，2014，49（3）：158 – 170.

[93] 张邦辉，陈乙酉.邻里关系对农村留守老人身心健康的影响研究——基于劳动力流出地 10 省市调查数据的实证分析 [J].管理世界，2017（11）：178 – 179.

[94] 张芬，沈晨.劳动参与、代际支持与老年心理健康 [J].人口

与发展，2022，28（3）：123 - 140.

［95］张军涛，刘建国．城市房屋拆迁改造对居民生活影响研究［J］．财经问题研究，2008（1）：96 - 101.

［96］张抗私，刘翠花，丁述磊．工作时间如何影响城镇职工的健康状况？——来自中国劳动力动态调查数据的经验分析［J］．劳动经济研究，2018，6（1）：107 - 127.

［97］张龙耀，张海宁．金融约束与家庭创业——中国的城乡差异［J］．金融研究，2013（9）：123 - 135.

［98］张明昂．贸易自由化如何影响居民健康？——基于中国加入WTO 的证据［J］．经济学（季刊），2021，21（3）：819 - 842.

［99］章蓉，李放．医疗保险是否改善了老年人的慢性病医疗状况？——基于 CHARLS 数据的实证分析［J］．科学决策，2021（9）：102 - 113.

［100］赵西亮．倾向指数匹配方法：变量选择和模型设定问题［J］．数量经济技术经济研究，2015，32（11）：133 - 147.

［101］张颖熙，夏杰长．健康预期寿命提高如何促进经济增长？——基于跨国宏观数据的实证研究［J］．管理世界，2020，36（10）：41 - 53，214 - 215.

［102］郑适，周海文，周永刚，等．"新农合"改善农村居民的身心健康了吗？——来自苏鲁皖豫四省的经验证据［J］．中国软科学，2017（1）：139 - 149.

［103］周彬，齐亚强．收入不平等与个体健康基于 2005 年中国综合社会调查的实证分析［J］．社会，2012，32（5）：130 - 150.

［104］周广肃，樊纲，申广军．收入差距、社会资本与健康水平——基于中国家庭追踪调查（CFPS）的实证分析［J］．管理世界，2014（7）：12 - 21，51，187.

［105］周钦，袁燕，臧文斌．医疗保险对中国城市和农村家庭资产选择的影响研究［J］．经济学（季刊），2015，14（3）：931 - 960.

［106］祝仲坤．过度劳动对农民工社会参与的"挤出效应"研究——来自中国流动人口动态监测调查的经验证据［J］．中国农村观察，2020

(5): 108 – 130.

［107］Achim M V, Văidean V L, Borlea S N. Corruption and health outcomes within an economic and cultural framework ［J］. The European journal of health economics, 2020, 21 (2): 195 – 207.

［108］Adjaye – Gbewonyo K, Kawachi I. Use of the Yitzhaki Index as a test of relative deprivation for health outcomes: a review of recent literature ［J］. Social science & medicine, 2012, 75 (1): 129 – 137.

［109］Adler N E, Rehkopf D H. US disparities in health: descriptions, causes, and mechanisms ［J］. Annu. Rev. Public Health, 2008, 29: 235 – 252.

［110］Ahn T. Reduction of working time: Does it lead to a healthy lifestyle? ［J］. Health economics, 2016, 25 (8): 969 – 983.

［111］Alaba O, Chola L. Socioeconomic inequalities in adult obesity prevalence in South Africa: a decomposition analysis ［J］. International journal of environmental research and public health, 2014, 11 (3): 3387 – 3406.

［112］AlAzzawi S, Hlasny V. Household asset wealth and female labor supply in mean ［J］. The Quarterly Review of Economics and Finance, 2019, 73: 3 – 13.

［113］Ambler K, Godlonton S. Earned and unearned income: Experimental evidence on expenditures and labor supply in Malawi ［J］. Journal of Economic Behavior & Organization, 2021, 187: 33 – 44.

［114］Apouey B, Clark A E. Winning big but feeling no better? The effect of lottery prizes on physical and mental health ［J］. Health economics, 2015, 24 (5): 516 – 538.

［115］Artazcoz L, Cortès I, Escribà – Agüir V, et al. Understanding the relationship of long working hours with health status and health – related behaviours ［J］. Journal of Epidemiology & Community Health, 2009, 63 (7): 521 – 527.

［116］Atella V, Brunetti M, Maestas N. Household portfolio choices, health status and health care systems: A cross – country analysis based on share

[J]. Journal of banking & finance, 2012, 36 (5): 1320 – 1335.

[117] Ayanian J Z, Weissman J S, Schneider E C, et al. Unmet health needs of uninsured adults in the United States [J]. Jama, 2000, 284 (16): 2061 – 2069.

[118] Backhans M C, Hemmingsson T. Unemployment and mental health—who is (not) affected? [J]. The European Journal of Public Health, 2012, 22 (3): 429 – 433.

[119] Bai C E, Wu B. Health insurance and consumption: evidence from China's new cooperative medical scheme [J]. Journal of Comparative Economics, 2014, 42 (2): 450 – 469.

[120] Baird S, De Hoop J, Özler B. Income shocks and adolescent mental health [J]. Journal of Human Resources, 2013, 48 (2): 370 – 403.

[121] Baker D W, Sudano J J, Albert J M, et al. Lack of health insurance and decline in overall health in late middle age [J]. New England Journal of Medicine, 2001, 345 (15): 1106 – 1112.

[122] Baland J M, Ray D. Why does asset inequality affect unemployment? A study of the demand composition problem [J]. Journal of Development Economics, 1991, 35 (1): 69 – 92.

[123] Bartoll X, Palència L, Malmusi D, et al. The evolution of mental health in Spain during the economic crisis [J]. The European Journal of Public Health, 2014, 24 (3): 415 – 418.

[124] Bastagli F, Hills J. Wealth accumulation in Great Britain 1995 – 2005: The role of house prices and the life cycle [J]. 2012.

[125] Beck T, Levine R, Levkov A. Big bad banks? The winners and losers from bank deregulation in the United States [J]. The Journal of Finance, 2010, 65 (5): 1637 – 1667.

[126] Becker G S. A Theory of the allocation of time [J]. The economic journal, 1965, 75 (299): 493 – 517.

[127] Becker G S, Tomes N. An equilibrium theory of the distribution of income and intergenerational mobility [J]. Journal of political Economy,

1979, 87 (6): 1153 –1189.

[128] Begley J, Chan S. The effect of housing wealth shocks on work and retirement decisions [J]. Regional Science and Urban Economics, 2018, 73: 180 –195.

[129] Bernard D M, Banthin J S, Encinosa W E. Wealth, income and the affordability of health insurance [J]. Health Affairs, 2009, 28 (3): 887 – 896.

[130] Bertrand M, Mullainathan S. Enjoying the quiet life? Corporate governance and managerial preferences [J]. Journal of political Economy, 2003, 111 (5): 1043 –1075.

[131] Blanchflower D G. Self –employment in OECD countries [J]. Labour economics, 2000, 7 (5): 471 –505.

[132] Blattman C, Fiala N, Martinez S. Generating skilled self –employment in developing countries: experimental evidence from Uganda [J]. The Quarterly Journal of Economics, 2014, 129 (2): 697 –752.

[133] Bleakley H, Ferrie J. Shocking behavior: Random wealth in antebellum georgia and human capital across generations [J]. The quarterly journal of economics, 2016, 131 (3): 1455 –1495.

[134] Bloemen H G. The effect of private wealth on the retirement rate: an empirical analysis [J]. Economica, 2011, 78 (312): 637 –655.

[135] Boelens M, Smit M S, Windhorst D A, et al. Associations between organised leisure –time activities and mental health problems in children [J]. European Journal of Pediatrics, 2022: 1 –11.

[136] Boen C, Keister L, Aronson B. Beyond net worth: Racial differences in wealth portfolios and black –white health inequality across the life course [J]. Journal of health and social behavior, 2020, 61 (2): 153 –169.

[137] Braveman P A, Cubbin C, Egerter S, et al. Socioeconomic status in health research: one size does not fit all [J]. Jama, 2005, 294 (22): 2879 –2888.

[138] Braveman P, Egerter S, Williams D R. The social determinants of

health: coming of age [J]. Annual review of public health, 2011, 32: 381 - 398.

[139] Brehm J, Rahn W. Individual - level evidence for the causes and consequences of social capital [J]. American journal of political science, 1997: 999 - 1023.

[140] Brown T H. Diverging fortunes: racial/ethnic inequality in wealth trajectories in middle and late life [J]. Race and Social Problems, 2016, 8 (1): 29 - 41.

[141] Brunnermeier M K, Nagel S. Do wealth fluctuations generate time - varying risk aversion? Micro - evidence on individuals [J]. American Economic Review, 2008, 98 (3): 713 - 736.

[142] Bucher - Koenen T, Lusardi A. Financial literacy and retirement planning in Germany [J]. Journal of Pension Economics & Finance, 2011, 10 (4): 565 - 584.

[143] Burgard S A, Ailshire J A, Kalousova L. The great recession and health: people, populations and disparities [J]. The Annals of the American Academy of Political and Social Science, 2013, 650 (1): 194 - 213.

[144] Callan M J, Kim H, Gheorghiu A I, et al. The interrelations between social class, personal relative deprivation, and prosociality [J]. Social Psychological and Personality Science, 2017, 8 (6): 660 - 669.

[145] Callan M J, Shead N W, Olson J M. The relation between personal relative deprivation and the urge to gamble among gamblers is moderated by problem gambling severity: A meta - analysis [J]. Addictive behaviors, 2015, 45: 146 - 149.

[146] Campbell J Y, Cocco J F. How do house prices affect consumption? Evidence from micro data [J]. Journal of monetary Economics, 2007, 54 (3): 591 - 621.

[147] Card D, Dobkin C, Maestas N. Does medicare save lives? [J]. The quarterly journal of economics, 2009, 124 (2): 597 - 636.

[148] Carleton T A. Crop - damaging temperatures increase suicide rates

in India [J]. Proceedings of the National Academy of Sciences, 2017, 114 (33): 8746 – 8751.

[149] Cesarini D, Lindqvist E, Notowidigdo M J, et al. The effect of wealth on individual and household labor supply: evidence from Swedish lotteries [J]. American Economic Review, 2017, 107 (12): 3917 – 46.

[150] Chalasani S, Rutstein S. Household wealth and child health in India [J]. Population studies, 2014, 68 (1): 15 – 41.

[151] Chandler D, Disney R. The housing market in the United Kingdom: effects of house price volatility on households [J]. Fiscal Studies, 2014, 35 (3): 371 – 394.

[152] Chen Y, Fang H. The long – term consequences of China's "Later, Longer, Fewer" campaign in old age [J]. Journal of Development Economics, 2021, 151: 102664.

[153] Chetty R, Sándor L, Szeidl A. The effect of housing on portfolio choice [J]. The Journal of Finance, 2017, 72 (3): 1171 – 1212.

[154] Chirico F. Religious belief and mental health in lay and consecrated Italian teachers [J]. Journal of religion and health, 2017, 56 (3): 839 – 851.

[155] Choi K H, Bae S, Kim S, et al. Indoor and outdoor PM2. 5 exposure, and anxiety among schoolchildren in Korea: a panel study [J]. Environmental Science & Pollution Research, 2020, 27 (22).

[156] Colom M C, Molés M C. Housing and labor decisions of households [J]. Review of Economics of the Household, 2013, 11 (1): 55 – 82.

[157] Conway S H, Pompeii L A, Gimeno Ruiz de Porras D, et al. The identification of a threshold of long work hours for predicting elevated risks of adverse health outcomes [J]. American journal of epidemiology, 2017, 186 (2): 173 – 183.

[158] Croson R, Gneezy U. Gender differences in preferences [J]. Journal of Economic literature, 2009, 47 (2): 448 – 74.

[159] Cuesta M B, Budría S. Income deprivation and mental well – be-

ing: The role of non – cognitive skills [J]. Economics & Human Biology, 2015, 17: 16 – 28.

[160] Currie J, Duque V, Garfinkel I. The great recession and mothers' health [J]. The Economic Journal, 2015, 125 (588): F311 – F346.

[161] Dai X, Gu N. The impact of social capital on mental health: evidence from the China Family Panel Survey [J]. International journal of environmental research and public health, 2021, 19 (1): 190.

[162] Disney R, Gathergood J. House prices, wealth effects and labour supply [J]. Economica, 2018, 85 (339): 449 – 478.

[163] Dierckens M, Weinberg D, Huang Y, et al. National – level wealth inequality and socioeconomic inequality in adolescent mental well – being: a time series analysis of 17 countries [J]. Journal of Adolescent Health, 2020, 66 (6): S21 – S28.

[164] Doling J, Horsewood N. Home ownership and early retirement: European experience in the 1990s [J]. Journal of Housing and the Built Environment, 2003, 18 (4): 289 – 308.

[165] Dor A, Sudano J, Baker D W. The effect of private insurance on the health of older, working age adults: evidence from the health and retirement study [J]. Health services research, 2006, 41 (3p1): 759 – 787.

[166] Eibner C, Evans W N. Relative deprivation, poor health habits and mortality [J]. Journal of Human Resources, 2005, 40 (3): 591 – 620.

[167] Else – Quest N M, Higgins A, Allison C, et al. Gender differences in self – conscious emotional experience: a meta – analysis [J]. Psychological bulletin, 2012, 138 (5): 947.

[168] Engelhardt G V. House prices and home owner saving behavior [J]. Regional science and urban Economics, 1996, 26 (3 – 4): 313 – 336.

[169] Erixson O. Health responses to a wealth shock: evidence from a Swedish tax reform [J]. Journal of Population Economics, 2017, 30 (4): 1281 – 1336.

[170] Esposito L, Villaseñor A. Wealth inequality, educational environ-

ment and school enrolment: Evidence from Mexico [J]. The Journal of Development Studies, 2018, 54 (11): 2095 – 2118.

[171] Ettman C K, Cohen G H, Galea S. Is wealth associated with depressive symptoms in the United States? [J]. Annals of epidemiology, 2020, 43: 25 – 31. e1.

[172] Ettner S L. New evidence on the relationship between income and health [J]. Journal of health economics, 1996, 15 (1): 67 – 85.

[173] Evans D S, Jovanovic B. An estimated model of entrepreneurial choice under liquidity constraints [J]. Journal of political economy, 1989, 97 (4): 808 – 827.

[174] Fagereng A, Guiso L, Malacrino D, et al. Heterogeneity in returns to wealth and the measurement of wealth inequality [J]. American Economic Review, 2016, 106 (5): 651 – 655.

[175] Farfel M R, Orlova A O, Lees P S J, et al. A study of urban housing demolitions as sources of lead in ambient dust: demolition practices and exterior dust fall [J]. Environmental Health Perspectives, 2003, 111 (9): 1228 – 1234.

[176] Farnham M, Sevak P. Housing wealth and retirement timing [J]. CESifo Economic Studies, 2016, 62 (1): 26 – 46.

[177] Festinger L. A theory of social comparison processes [J]. Human relations, 1954, 7 (2): 117 – 140.

[178] Fichera E, Gathergood J. Do wealth shocks affect health? New evidence from the housing boom [J]. Health economics, 2016, 25: 57 – 69.

[179] Filmer D, Pritchett L. The effect of household wealth on educational attainment: evidence from 35 countries [J]. Population and development review, 1999, 25 (1): 85 – 120.

[180] Finkelstein A, McKnight R. What did Medicare do? The initial impact of medicare on mortality and out of pocket medical spending [J]. Journal of public economics, 2008, 92 (7): 1644 – 1668.

[181] Finkelstein A, Taubman S, Wright B, et al. The Oregon health

insurance experiment: evidence from the first year [J]. The Quarterly journal of economics, 2012, 127 (3): 1057 – 1106.

[182] Frijters P, Haisken – DeNew J P, Shields M A. The causal effect of income on health: evidence from German reunification [J]. Journal of health economics, 2005, 24 (5): 997 – 1017.

[183] Galama T J, Van Kippersluis H. A theory of socio – economic disparities in health over the life cycle [J]. The Economic Journal, 2019, 129 (617): 338 – 374.

[184] Garbinti B, Goupille – Lebret J, Piketty T. Accounting for wealth – inequality dynamics: methods, estimates and simulations for France [J]. Journal of the European Economic Association, 2021, 19 (1): 620 – 663.

[185] Gardner J, Oswald A J. Money and mental wellbeing: a longitudinal study of medium – sized lottery wins [J]. Journal of health economics, 2007, 26 (1): 49 – 60.

[186] Goetz E G. The politics of poverty deconcentration and housing demolition [J]. Journal of Urban Affairs, 2000, 22 (2): 157 – 173.

[187] Graham C, Zhou S, Zhang J. Happiness and health in China: the paradox of progress [J]. World development, 2017, 96: 231 – 244.

[188] Grossman M. On the Concept of Health Capital and the Demand for Health [J]. The Journal of Political Economy, 1972, 80 (2): 223 – 255.

[189] Gu H, Yan W, Elahi E, et al. Air pollution risks human mental health: an implication of two – stages least squares estimation of interaction effects [J]. Environmental Science and Pollution Research, 2020, 27 (2): 2036 – 2043.

[190] Gunasekara F I, Carter K N, Crampton P, et al. Income and individual deprivation as predictors of health over time [J]. International journal of public health, 2013, 58 (4): 501 – 511.

[191] Hadley J, Waidmann T. Health insurance and health at age 65: implications for medical care spending on new medicare beneficiaries [J]. Health services research, 2006, 41 (2): 429 – 451.

［192］ Haines V Y, Marchand A, Genin E, et al. A balanced view of long work hours ［J］. International Journal of Workplace Health Management, 2012.

［193］ Hajat A, Kaufman J S, Rose K M, et al. Do the wealthy have a health advantage? Cardiovascular disease risk factors and wealth ［J］. Social science & medicine, 2010, 71 (11): 1935 – 1942.

［194］ Hajat A, Kaufman J S, Rose K M, et al. Long – term effects of wealth on mortality and self – rated health status ［J］. American journal of epidemiology, 2011, 173 (2): 192 – 200.

［195］ Hajizadeh M, Campbell M K, Sarma S. Socioeconomic inequalities in adult obesity risk in Canada: trends and decomposition analyses ［J］. The European Journal of Health Economics, 2014, 15 (2): 203 – 221.

［196］ Hansen C W. The relation between wealth and health: evidence from a world panel of countries ［J］. Economics letters, 2012, 115 (2): 175 – 176.

［197］ Haushofer J, Shapiro J. The short – term impact of unconditional cash transfers to the poor: experimental evidence from Kenya ［J］. The Quarterly Journal of Economics, 2016, 131 (4): 1973 – 2042.

［198］ He Z, Cheng Z, Bishwajit G, et al. Wealth inequality as a predictor of subjective health, happiness and life satisfaction among Nepalese women ［J］. International journal of environmental research and public health, 2018, 15 (12): 2836.

［199］ Henley A. Changes in the distribution of housing wealth in great Britain, 1985 – 91 ［J］. Economica, 1998, 65 (259): 363 – 380.

［200］ Heyman F, Sjöholm F, Tingvall P G. Is there really a foreign ownership wage premium? Evidence from matched employer – employee data ［J］. Journal of International Economics, 2007, 73 (2): 355 – 376.

［201］ Hong R, Banta J E, Betancourt J A. Relationship between household wealth inequality and chronic childhood under – nutrition in Bangladesh ［J］. International journal for equity in health, 2006, 5 (1): 1 – 10.

［202］ Huang F, Gan L. The impacts of China's urban employee basic medical insurance on healthcare expenditures and health outcomes [J]. Health economics, 2017, 26 (2): 149 – 163.

[203] Huang X, Wu B. Impact of urban – rural health insurance integration on health care: evidence from rural China [J]. China Economic Review, 2020, 64: 101543.

[204] Huh J, Reif J. Did medicare part d reduce mortality? [J]. Journal of health economics, 2017, 53: 17 – 37.

[205] Hullegie P, Klein T J. The effect of private health insurance on medical care utilization and self – assessed health in Germany [J]. Health economics, 2010, 19 (9): 1048 – 1062.

[206] Hurd M, Kapteyn A. Health, wealth and the role of institutions [J]. Journal of Human Resources, 2003, 38 (2): 386 – 415.

[207] Hurst E, Lusardi A. Liquidity constraints, household wealth, and entrepreneurship [J]. Journal of political Economy, 2004, 112 (2): 319 – 347.

[208] Imbens G W, Rubin D B, Sacerdote B I. Estimating the effect of unearned income on labor earnings, savings and consumption: evidence from a survey of lottery players [J]. American economic review, 2001, 91 (4): 778 – 794.

[209] Jacobson L S, LaLonde R J, Sullivan D G. Earnings losses of displaced workers [J]. The American economic review, 1993: 685 – 709.

[210] Jaeggi A V, Blackwell A D, Von Rueden C, et al. Do wealth and inequality associate with health in a small – scale subsistence society? [J]. Elife, 2021, 10: e59437.

[211] Jiang J, Chen S, Xin Y, et al. Does the critical illness insurance reduce patients' financial burden and benefit the poor more: a comprehensive evaluation in rural area of China [J]. Journal of medical economics, 2019, 22 (5): 455 – 463.

[212] Jou A, Mas N, Vergara – Alert C. Housing wealth, health and deaths of despair [J]. The Journal of Real Estate Finance and Economics,

2020: 1 –34.

[213] Kakwani N. The relative deprivation curve and its applications [J]. Journal of Business & Economic Statistics, 1984, 2 (4): 384 –394.

[214] Kartam N, Al – Mutairi N, Al – Ghusain I, et al. Environmental management of construction and demolition waste in Kuwait [J]. Waste management, 2004, 24 (10): 1049 –1059.

[215] Kawachi I, Kennedy B P, Glass R. Social capital and self – rated health: a contextual analysis [J]. American journal of public health, 1999, 89 (8): 1187 –1193.

[216] Kebede S, Van Harmelen A L, Roman – Urrestarazu A. Wealth inequality and intimate partner violence: an individual and ecological level analysis across 20 countries [J]. Journal of interpersonal violence, 2021: 08862605211016337.

[217] Keister L A, Moller S. Wealth inequality in the United States [J]. Annual Review of Sociology, 2000, 26 (1): 63 –81.

[218] Kim S, Koh K. The effects of income on health: evidence from lottery wins in Singapore [J]. Journal of Health Economics, 2021, 76: 102414.

[219] Kim B, Ruhm C J. Inheritances, health and death [J]. Health Economics, 2012, 21 (2): 127 –144.

[220] King M A, Leape J I. Wealth and portfolio composition: theory and evidence [J]. Journal of Public Economics, 1998, 69 (2): 155 –193.

[221] Kington R S, Smith J P. Socioeconomic status and racial and ethnic differences in functional status associated with chronic diseases [J]. American journal of public health, 1997, 87 (5): 805 –810.

[222] Kondo N, van Dam R M, Sembajwe G, et al. Income inequality and health: the role of population size, inequality threshold, period effects and lag effects [J]. J Epidemiol Community Health, 2012, 66 (6): e11 –e11.

[223] Kong D, Cheng Y, Liu S. Unexpected housing wealth appreciation and stock market participation [J]. Journal of Housing Economics, 2021, 52: 101768.

[224] Kuhn M, Schularick M, Steins U I. Income and wealth inequality in america, 1949 – 2016 [J]. Journal of Political Economy, 2020, 128 (9): 3469 – 3519.

[225] Kumar K, Shukla A, Singh A, et al. Association between wealth and health among older adults in rural China and India [J]. The Journal of the Economics of Ageing, 2016, 7: 43 – 52.

[226] Laaksonen M, Tarkiainen L, Martikainen P. Housing wealth and mortality: a register linkage study of the finnish population [J]. Social science & medicine, 2009, 69 (5): 754 – 760.

[227] Lei X, Lin W. The New Cooperative Medical Scheme in rural China: does more coverage mean more service and better health? [J]. Health Economics, 2009, 18 (S2): S25 – S46.

[228] Lhila A, Simon K I. Relative deprivation and child health in the USA [J]. Social Science & Medicine, 2010, 71 (4): 777 – 785.

[229] Li F, Xiao J J, Cai F. Wealth, labor supply and life satisfaction: The case of urban housing demolition in China [J]. Economics Letters, 2019, 183: 108597.

[230] Li F, JJ Xiao. Losing the future: Household wealth from urban housing demolition and children's human capital in China [J]. China Economic Review, 2020, 63: 101533.

[231] Li H, Li J, Lu Y, et al. Housing wealth and labor supply: evidence from a regression discontinuity design [J]. Journal of Public Economics, 2020, 183: 104139.

[232] Li S M, Song Y L. Redevelopment, displacement, housing conditions and residential satisfaction: a study of Shanghai [J]. Environment and Planning A, 2009, 41 (5): 1090 – 1108.

[233] Li H, Zhu Y. Income, income inequality and health: evidence from China [J]. Journal of Comparative Economics, 2006, 34 (4): 668 – 693.

[234] Li L, Wu X. Housing price and entrepreneurship in China [J].

Journal of Comparative Economics, 2014, 42 (2): 436 - 449.

［235］ Li S, Wan H. Evolution of wealth inequality in China ［J］. China Economic Journal, 2015, 8 (3): 264 - 287.

［236］ Lind J T, Mehlum H. With or without U? The appropriate test for a U - shaped relationship ［J］. Oxford bulletin of economics and statistics, 2010, 72 (1): 109 - 118.

［237］ Lindahl M. Estimating the effect of income on health and mortality using lottery prizes as an exogenous source of variation in income ［J］. Journal of Human resources, 2005, 40 (1): 144 - 168.

［238］ Lindqvist E, Östling R, Cesarini D. Long - run effects of lottery wealth on psychological well - being ［J］. The Review of Economic Studies, 2020, 87 (6): 2703 - 2726.

［239］ Ling D C. Do the Chinese "Keep up with the Jones"?: Implications of peer effects, growing economic disparities and relative deprivation on health outcomes among older adults in China ［J］. China Economic Review, 2009, 20 (1): 65 - 81.

［240］ Lochner L, Monge - Naranjo A. Credit constraints in education ［J］. Annu. Rev. Econ. , 2012, 4 (1): 225 - 256.

［241］ Lorgelly P K, Lindley J. What is the relationship between income inequality and health? Evidence from the BHPS ［J］. Health economics, 2008, 17 (2): 249 - 265.

［242］ Luo W, Xie Y. Economic growth, income inequality and life expectancy in China ［J］. Social Science & Medicine, 2020, 256: 113046.

［243］ Lynch J W, Smith G D, Kaplan G A, et al. Income inequality and mortality: importance to health of individual income, psychosocial environment, or material conditions ［J］. Bmj, 2000, 320 (7243): 1200 - 1204.

［244］ Lynch J, Smith G D, Harper S A M, et al. Is income inequality a determinant of population health? Part 1. A systematic review ［J］. The Milbank Quarterly, 2004, 82 (1): 5 - 99.

［245］ Madsen J B, Minniti A, Venturini F. Wealth inequality in the long run: A schumpeterian growth perspective [J]. The Economic Journal, 2021, 131 (633): 476 – 497.

[246] Marmot M. The influence of income on health: views of an epidemiologist [J]. Health affairs, 2002, 21 (2): 31 – 46.

[247] Marshall A, Jivraj S, Nazroo J, et al. Does the level of wealth inequality within an area influence the prevalence of depression amongst older people? [J]. Health & place, 2014, 27: 194 – 204.

[248] Mattauch L, Klenert D, Stiglitz J E, et al. Overcoming wealth inequality by capital taxes that finance public investment [J]. Structural Change and Economic Dynamics, 2022.

[249] McEwen B S. Stress, adaptation, and disease: Allostasis and allostatic load [J]. Annals of the New York academy of sciences, 1998, 840 (1): 33 – 44.

[250] McEwen L N, Kim C, Haan M N, et al. Are health – related quality – of – life and self – rated health associated with mortality? Insights from Translating Research Into Action for Diabetes (TRIAD) [J]. Primary care diabetes, 2009, 3 (1): 37 – 42.

[251] McInerney M, Mellor J M, Nicholas L H. Recession depression: mental health effects of the 2008 stock market crash [J]. Journal of health economics, 2013, 32 (6): 1090 – 1104.

[252] McKenzie D J. Measuring inequality with asset indicators [J]. Journal of population economics, 2005, 18 (2): 229 – 260.

[253] Meer J, Miller D L, Rosen H S. Exploring the health – wealth nexus [J]. Journal of health economics, 2003, 22 (5): 713 – 730.

[254] Meng X. Wealth accumulation and distribution in urban China [J]. Economic Development and Cultural Change, 2007, 55 (4): 761 – 791.

[255] Meng Y, Han J, Qin S. The impact of health insurance policy on the health of the senior floating population—evidence from China [J]. International journal of environmental research and public health, 2018, 15 (10): 2159.

[256] Michaud P C, Van Soest A. Health and wealth of elderly couples: Causality tests using dynamic panel data models [J]. Journal of health economics, 2008, 27 (5): 1312 – 1325.

[257] Mishra S, Carleton R N. Subjective relative deprivation is associated with poorer physical and mental health [J]. Social Science & Medicine, 2015, 147: 144 – 149.

[258] Murphy K M, Topel R H. The value of health and longevity [J]. Journal of political Economy, 2006, 114 (5): 871 – 904.

[259] Nowatzki N R. Wealth inequality and health: a political economy perspective [J]. International Journal of Health Services, 2012, 42 (3): 403 – 424.

[260] Obradovich N, Migliorini R, Paulus M P, et al. Empirical evidence of mental health risks posed by climate change [J]. Proceedings of the National Academy of Sciences, 2018, 115 (43): 10953 – 10958.

[261] Ojeda V D, Frank R G, McGuire T G, et al. Mental illness, nativity, gender and labor supply [J]. Health Economics, 2010, 19 (4): 396 – 421.

[262] Okamoto S. Hours of work and health in Japan [J]. Annals of epidemiology, 2019, 33: 64 – 71.

[263] Omer A S, Bezruchka S, Longhi D, et al. The effects of household assets inequality and conflict on population health in Sudan [J]. African Population Studies, 2014, 28 (3): 1216 – 1232.

[264] Ondrich J, Falevich A. The Great Recession, housing wealth and the retirement decisions of older workers [J]. Public Finance Review, 2016, 44 (1): 109 – 131.

[265] Ostendorf W, Musterd S, De Vos S. Social mix and the neighbourhood effect. Policy ambitions and empirical evidence [J]. Housing studies, 2001, 16 (3): 371 – 380.

[266] Östling R, Cesarini D, Lindqvist E. Association between lottery prize size and self – reported health habits in Swedish lottery players [J]. JAMA

network open, 2020, 3 (3): e1919713 – e1919713.

[267] Park B H, Jung M S, Lee T J. Associations of income and wealth with health status in the Korean elderly [J]. Journal of Preventive Medicine and Public Health, 2009, 42 (5): 275 – 282.

[268] Pickett K E, Wilkinson R G. Income inequality and health: a causal review [J]. Social science & medicine, 2015, 128: 316 – 326.

[269] Piketty T, Zucman G. Capital is back: Wealth – income ratios in rich countries 1700 – 2010 [J]. The Quarterly Journal of Economics, 2014, 129 (3): 1255 – 1310.

[270] Piketty T, Yang L, Zucman G. Capital accumulation, private property and rising inequality in China, 1978 – 2015 [J]. American Economic Review, 2019, 109 (7): 2469 – 2496.

[271] Pissarides C A. Liquidity considerations in the theory of consumption [J]. The Quarterly Journal of Economics, 1978: 279 – 296.

[272] Pollack C E, Chideya S, Cubbin C, et al. Should health studies measure wealth?: A systematic review [J]. American journal of preventive medicine, 2007, 33 (3): 250 – 264.

[273] Pollack C E, Cubbin C, Sania A, et al. Do wealth disparities contribute to health disparities within racial/ethnic groups? [J]. J Epidemiol Community Health, 2013, 67 (5): 439 – 445.

[274] Pressman S D, Matthews K A, Cohen S, et al. Association of enjoyable leisure activities with psychological and physical well – being [J]. Psychosomatic medicine, 2009, 71 (7): 725.

[275] Preston S H. The changing relation between mortality and level of economic development [J]. Population studies, 1975, 29 (2): 231 – 248.

[276] Radloff L S. The Use of the Center for Epidemiologic Studies Depression Scale in Adolescents and Young Adults [J]. Journal of Youth and Adolescence, 1991, 20 (2): 149 – 166.

[277] Raschke C. Unexpected windfalls, education and mental health: evidence from lottery winners in Germany [J]. Applied Economics, 2019, 51

（2）：207 － 218.

［278］ Rodgers G B. Income and inequality as determinants of mortality: an international cross － section analysis ［J］. Population studies, 1979, 33 （2）：343 － 351.

［279］ Rosen S. The value of changes in life expectancy ［J］. Journal of Risk and uncertainty, 1988, 1 （3）：285 － 304.

［280］ Rosenbaum P R, Rubin D B. The central role of the propensity score in observational studies for causal effects ［J］. Biometrika, 1983, 70 （1）：41 － 55.

［281］ Salti N. Relative deprivation and mortality in South Africa ［J］. Social science & medicine, 2010, 70 （5）：720 － 728.

［282］ Sareen J, Afifi T O, McMillan K A, et al. Relationship between household income and mental disorders: findings from a population － based longitudinal study ［J］. Archives of general psychiatry, 2011, 68 （4）：419 － 427.

［283］ Sato K, Kuroda S, Owan H. Mental health effects of long work hours, night and weekend work and short rest periods ［J］. Social Science & Medicine, 2020, 246：112774.

［284］ Schaller J, Stevens A H. Short － run effects of job loss on health conditions, health insurance and health care utilization ［J］. Journal of health economics, 2015, 43：190 － 203.

［285］ Scheve K, Stasavage D. Wealth inequality and democracy ［J］. Annual Review of Political Science, 2017, 20：451 － 468.

［286］ Schneiderman N, Ironson G, Siegel S D. Stress and health: psychological, behavioral and biological determinants ［J］. Annu. Rev. Clin. Psychol. , 2005, 1：607 － 628.

［287］ Schultz T P, Tansel A. Wage and labor supply effects of illness in Cote d'Ivoire and Ghana: instrumental variable estimates for days disabled ［J］. Journal of development economics, 1997, 53 （2）：251 － 286.

［288］ Schunck R. Within and between estimates in random － effects models: advantages and drawbacks of correlated random effects and hybrid models

［J］. The Stata Journal, 2013, 13 (1): 65 - 76.

［289］ Schwandt H. Wealth shocks and health outcomes: evidence from stock market fluctuations ［J］. American Economic Journal: Applied Economics, 2018, 10 (4): 349 - 377.

［290］ Shaffer E R, Waitzkin H, Brenner J, et al. Global trade and public health ［J］. American Journal of Public Health, 2005, 95 (1): 23 - 34.

［291］ Shuey K M, Willson A E. Cumulative disadvantage and black - white disparities in life - course health trajectories ［J］. Research on Aging, 2008, 30 (2): 200 - 225.

［292］ Silbersdorff A, Lynch J, Klasen S, et al. Reconsidering the income - health relationship using distributional regression ［J］. Health economics, 2018, 27 (7): 1074 - 1088.

［293］ Smith J P. On the labor - supply effects of age - related income maintenance programs ［J］. Journal of Human Resources, 1975: 25 - 43.

［294］ Smith J P. Healthy bodies and thick wallets: the dual relation between health and economic status ［J］. Journal of Economic perspectives, 1999, 13 (2): 145 - 166.

［295］ Smith M L, Kakuhikire B, Baguma C, et al. Relative wealth, subjective social status and their associations with depression: cross - sectional, population - based study in rural Uganda ［J］. SSM - population health, 2019, 8: 100448.

［296］ Snyder S E, Evans W N. The effect of income on mortality: evidence from the social security notch ［J］. The review of economics and statistics, 2006, 88 (3): 482 - 495.

［297］ Sommers B D, Gawande A A, Baicker K. Health insurance coverage and health—what the recent evidence tells us ［J］. New England Journal of Medicine, 2017, 377 (6): 586 - 593.

［298］ Strauss J, Thomas D. Health over the life course ［J］. Handbook of development economics, 2007, 4: 3375 - 3474.

［299］ Subramanyam M, Kawachi I, Berkman L, et al. Relative deprivation in income and self – rated health in the United States [J]. Social science & medicine, 2009, 69 (3): 327 – 334.

[300] Sun J, Lyu S. Does health insurance lead to improvement of health status among Chinese Rural Adults? Evidence from the China Family Panel Studies [J]. International Journal of Health Services, 2020, 50 (3): 350 – 359.

[301] Sung H, Kim J Y, Kim J H, et al. Association between extremely long working hours and musculoskeletal symptoms: a nationwide survey of medical residents in South Korea [J]. Journal of occupational health, 2020, 62 (1): e12125.

[302] Takahashi M. Sociomedical problems of overwork – related deaths and disorders in Japan [J]. Journal of occupational health, 2019, 61 (4): 269 – 277.

[303] Taris T W, Kompier M A J, Geurts S A E, et al. Professional efficacy, exhaustion, and work characteristics among police officers: a longitudinal test of the learning – related predictions of the demand—control model [J]. Journal of Occupational and Organizational Psychology, 2010, 83 (2): 455 – 474.

[304] Tsutsumi A. Preventing overwork – related deaths and disorders – needs of continuous and multi – faceted efforts [J]. Journal of occupational health, 2019, 61 (4): 265 – 266.

[305] Tversky A. Choices, values and frames [J]. American Psychologist, 1984, 39 (4): 341 – 350.

[306] Unger D, Niessen C, Sonnentag S, et al. A question of time: daily time allocation between work and private life [J]. Journal of Occupational and Organizational Psychology, 2014, 87 (1): 158 – 176.

[307] Van Kippersluis H, Galama T J. Wealth and health behavior: testing the concept of a health cost [J]. European economic review, 2014, 72: 197 – 220.

[308] Virtanen M, Stansfeld S A, Fuhrer R, et al. Overtime work as a predictor of major depressive episode: a 5 – year follow – up of the whitehall II

study [J]. PloS one, 2012, 7 (1): e30719.

[309] Wagstaff A, Lindelow M, Gao J, et al. Extending health insurance to the rural population: an impact evaluation of China's new cooperative medical scheme [J]. Journal of Health Economics, 2009, 28 (1): 1 – 19.

[310] Wan G, Wang C, Wu Y. What Drove Housing Wealth Inequality in China? [J]. China & World Economy, 2021, 29 (1): 32 – 60.

[311] Wang S Y. Credit constraints, job mobility and entrepreneurship: evidence from a property reform in China [J]. Review of Economics and Statistics, 2012, 94 (2): 532 – 551.

[312] Wei S J, Zhang X, Liu Y. Home ownership as status competition: some theory and evidence [J]. Journal of Development Economics, 2017, 127: 169 – 186.

[313] Weilnhammer V, Schmid J, Mittermeier I, et al. Extreme weather events in europe and their health consequences – a systematic review [J]. International Journal of Hygiene and Environmental Health, 2021, 233: 113688.

[314] Williams B R, Sawyer P, Allman R M. Wearing the garment of widowhood: variations in time since spousal loss among community – dwelling older adults [J]. Journal of women & aging, 2012, 24 (2): 126 – 139.

[315] Wilkinson R G, Pickett K E. Income inequality and population health: a review and explanation of the evidence [J]. Social science & medicine, 2006, 62 (7): 1768 – 1784.

[316] Wong S W. Land requisitions and state – village power restructuring in southern China [J]. The China Quarterly, 2015, 224: 888 – 908.

[317] Woolhandler S, Himmelstein D U. The relationship of health insurance and mortality: is lack of insurance deadly? [J]. Annals of Internal Medicine, 2017, 167 (6): 424 – 431.

[318] Wu S. The effects of health events on the economic status of married couples [J]. Journal of Human Resources, 2003, 38 (1): 219 – 230.

[319] Wu S, Zhang R, Wang C, Feng D. The impact of natural disasters on rural household wealth: Micro evidence from China [J]. Front. Environ.

Sci. 2022, 10: 993722.

[320] Xu H, Xie Y. Socioeconomic inequalities in health in China: A reassessment with data from the 2010 – 2012 China family panel studies [J]. Social indicators research, 2017, 132 (1): 219.

[321] Yang X, Gan L. Bequest motive, household portfolio choice and wealth inequality in urban China [J]. China Economic Review, 2020, 60: 101399.

[322] Yilmazer T, Babiarz P, Liu F. The impact of diminished housing wealth on health in the United States: Evidence from the Great Recession [J]. Social science & medicine, 2015, 130: 234 – 241.

[323] Yngwe M Å, Fritzell J, Lundberg O, et al. Exploring relative deprivation: is social comparison a mechanism in the relation between income and health? [J]. Social science & medicine, 2003, 57 (8): 1463 – 1473.

[324] Zeng Y, Gu D, Purser J, et al. Associations of environmental factors with elderly health and mortality in China [J]. American Journal of Public Health, 2010, 100 (2): 298 – 305.

[325] Zhang A, Nikoloski Z, Mossialos E. Does health insurance reduce out – of – pocket expenditure? Heterogeneity among China's middle – aged and elderly [J]. Social Science & Medicine, 2017, 190: 11 – 19.

[326] Zhang R, Zhang C, Xia J, et al. Household wealth and individuals' mental health: evidence from the 2012 – 2018 China Family Panel Survey [J]. International Journal of Environmental Research and Public Health, 2022, 19 (18): 11569.

[327] Zhang R, Zhang Y, Xia J. Impact of mobile payment on physical health: evidence from the 2017 China household finance survey [J]. Frontiers in Public Health, 2022, 10.

[328] Zhang Y, Vanneste J, Xu J, et al. Critical Illness Insurance to alleviate catastrophic health expenditures: new evidence from China [J]. International Journal of Health Economics and Management, 2019, 19 (2): 193 – 212.

［329］ Zhao L, Burge G. Housing wealth, property taxes and labor supply among the elderly ［J］. Journal of Labor Economics, 2017, 35 (1): 227 – 263.

［330］ Zhao S, Zhang X, Dai W, et al. Effect of the catastrophic medical insurance on household catastrophic health expenditure: evidence from China ［J］. Gaceta sanitaria, 2021, 34: 370 – 376.

附 录

附表 5-1　　　　　多重共线性检验（家庭财富对居民健康的影响）

变量	VIF	1/VIF
普惠金融	2.330	0.429
经济发展	1.840	0.544
年龄	1.730	0.580
医疗财政支出	1.550	0.644
受教育程度	1.480	0.674
家庭财富	1.390	0.719
户籍	1.230	0.810
收入	1.180	0.848
家庭规模	1.170	0.856
婚姻状况	1.050	0.948
吸烟	1.020	0.978
Mean VIF	1.450	

附表 5-2　　　　　描述性统计分析结果（CHIP 数据）

变量	样本量	均值	标准差	最小值	最大值
身体健康	1770	4.222	0.759	1.000	5.000
家庭财富	1770	2.050	10.145	-2.920	100.094
性别	1770	0.518	0.500	0.000	1.000
年龄	1770	35.689	14.130	10.000	86.000
受教育程度	1770	9.427	3.020	0.000	19.000
婚姻状况	1770	0.711	0.453	0.000	1.000
政治面貌	1770	0.036	0.187	0.000	1.000
是否工作	1770	0.670	0.470	0.000	1.000
收入	1770	6.863	4.867	0.000	12.739
户籍	1770	0.903	0.296	0.000	1.000
兄弟姐妹人数	1770	2.095	1.613	0.000	10.000

附表 5 – 3   多重共线性检验（家庭财富对流动人口健康的影响）

变量	VIF	1/VIF
收入	4.940	0.203
工作状况	4.790	0.209
年龄	1.960	0.510
婚姻状况	1.930	0.519
兄弟姐妹人数	1.420	0.705
受教育程度	1.230	0.812
性别	1.090	0.914
户籍	1.050	0.951
政治面貌	1.040	0.962
家庭财富	1.010	0.992
Mean VIF	2.050	

附表 5 – 4   平衡性检验结果（家庭财富对流动人口健康的影响）

变量	匹配状态	均值		标准偏差	T 值	T 检验 P 值
		处理组	控制组			
性别	前	0.525	0.510	3.1	0.65	0.516
	后	0.525	0.510	3.0	0.62	0.534
年龄	前	35.127	36.239	-7.9	-1.66	0.098
	后	35.127	34.736	2.8	0.61	0.543
受教育程度	前	9.695	9.164	17.7	3.72	0.000
	后	9.695	9.664	1.0	0.22	0.824
婚姻状况	前	0.711	0.712	-0.2	-0.05	0.960
	后	0.711	0.714	-0.5	-0.11	0.915
政治面貌	前	0.036	0.037	-0.4	-0.08	0.937
	后	0.036	0.036	-0.4	-0.08	0.940
工作状况	前	0.711	0.629	17.5	3.67	0.000
	后	0.711	0.705	1.3	0.28	0.780
收入	前	7.269	6.470	16.5	3.46	0.001
	后	7.269	7.170	2.1	0.44	0.662
户籍	前	0.909	0.897	3.9	0.83	0.408
	后	0.909	0.913	-1.4	-0.30	0.765
兄弟姐妹人数	前	2.027	2.162	-8.4	-1.76	0.079
	后	2.027	1.990	2.3	0.49	0.624

附表 5 - 5　　　　2016 年倾向得分匹配平衡性检验结果（拆迁）

变量	匹配状态	均值		标准偏差	T 值	T 检验 P 值
		处理组	控制组			
年龄	前	48.96	47.503	9.3	2.94	0.003
	后	48.96	49.141	-1.1	-0.27	0.789
受教育程度	前	7.263	6.972	5.8	1.86	0.063
	后	7.263	7.284	-0.4	-0.10	0.922
婚姻状况	前	0.852	0.831	5.6	1.75	0.080
	后	0.852	0.864	-3.6	-0.88	0.381
户籍	前	0.651	0.471	36.7	11.61	0.000
	后	0.651	0.643	1.5	0.36	0.721
收入	前	1.766	1.767	-0.0	-0.02	0.988
	后	1.766	1.585	4.7	1.12	0.262
吸烟	前	0.284	0.291	-1.6	-0.51	0.611
	后	0.284	0.277	1.6	0.38	0.705
家庭规模	前	4.213	4.295	-4.1	-1.29	0.197
	后	4.213	4.105	5.4	1.29	0.198
医疗卫生财政支出	前	24.529	24.586	-13.0	-3.97	0.000
	后	24.529	24.516	3.0	0.72	0.469
经济发展水平	前	10.823	10.778	10.7	3.64	0.000
	后	10.823	10.825	-0.5	-0.10	0.918
普惠金融发展	前	5.446	5.430	18.1	6.22	0.000
	后	5.446	5.447	-0.5	-0.11	0.913

附表 5 - 6　　　　2018 年倾向得分匹配平衡性检验结果（拆迁）

变量	匹配状态	均值		标准偏差	T 值	T 检验 P 值
		处理组	控制组			
年龄	前	50.401	48.701	11.0	3.23	0.001
	后	50.401	50.873	-3.0	-0.65	0.514
受教育程度	前	7.368	7.238	2.6	0.76	0.444
	后	7.368	7.199	3.4	0.72	0.470
婚姻状况	前	0.861	0.838	6.3	1.81	0.070
	后	0.861	0.858	0.7	0.15	0.881

续表

变量	匹配状态	均值		标准偏差	T 值	T 检验 P 值
		处理组	控制组			
户籍	前	0.659	0.473	38.3	11.09	0.000
	后	0.659	0.659	−0.1	−0.02	0.985
收入	前	4.006	3.839	3.3	0.99	0.321
	后	4.006	3.656	7.0	1.51	0.131
吸烟	前	0.289	0.303	−3.1	−0.91	0.361
	后	0.289	0.305	−3.5	−0.75	0.454
家庭规模	前	4.270	4.246	1.1	0.35	0.727
	后	4.270	4.132	6.5	1.41	0.159
医疗卫生财政支出	前	24.688	24.748	−13.0	−3.65	0.000
	后	24.688	24.673	3.2	0.72	0.475
经济发展水平	前	10.917	10.894	5.7	1.79	0.073
	后	10.917	10.907	2.5	0.51	0.611
普惠金融发展	前	5.701	5.689	12.3	3.93	0.000
	后	5.701	5.698	2.7	0.53	0.598

附表 5 - 7   1993 年倾向得分匹配平衡性检验结果 （住房制度改革）

变量	匹配状态	均值		标准偏差	T 值	T 检验 P 值
		处理组	控制组			
年龄	前	41.048	39.246	13.0	2.21	0.027
	后	41.048	40.542	3.7	0.50	0.617
受教育年限	前	9.764	6.213	80.2	14.79	0.000
	后	9.764	9.410	8.0	1.16	0.248
婚姻状况	前	0.848	0.750	24.7	4.22	0.000
	后	0.848	0.834	3.6	0.52	0.605
家庭总收入	前	8.760	8.408	42.9	6.97	0.000
	后	8.760	8.815	−6.8	−1.11	0.268
家庭总消费	前	0.897	5.889	−164.1	−26.87	0.000
	后	0.897	0.892	0.1	0.02	0.981
家庭规模	前	3.489	4.551	−82.9	−12.57	0.000
	后	3.489	3.555	−5.1	−0.85	0.396
经济发展水平	前	7.653	7.793	−37.3	−5.95	0.000
	后	7.653	7.627	6.8	0.96	0.336

附表 5 – 8　　　1997 年倾向得分匹配平衡性检验结果（住房制度改革）

变量名称	匹配状态	均值		标准偏差	T 值	T 检验 P 值
		处理组	控制组			
年龄	前	38.511	38.481	0.3	0.05	0.964
	后	38.542	38.882	-2.9	-0.47	0.638
受教育年限	前	11.318	6.746	120.8	21.62	0.000
	后	11.307	11.281	0.7	0.12	0.906
婚姻状况	前	0.821	0.771	12.5	2.42	0.016
	后	0.821	0.834	-3.3	-0.52	0.605
家庭总收入	前	9.568	9.091	61.9	10.06	0.000
	后	9.567	9.560	0.9	0.19	0.846
家庭总消费	前	0.922	6.265	-181.9	-32.77	0.000
	后	0.924	0.996	-2.5	-0.41	0.683
家庭规模	前	3.369	4.316	-79.1	-13.48	0.000
	后	3.370	3.385	-1.3	-0.23	0.822
经济发展水平	前	8.409	8.498	-22.0	-4.12	0.000
	后	8.411	8.394	4.2	0.61	0.541

附表 5 – 9　　　2000 年倾向得分匹配平衡性检验结果（住房制度改革）

变量名称	匹配状态	均值		标准偏差	T 值	T 检验 P 值
		处理组	控制组			
年龄	前	40.702	39.406	11.0	1.82	0.069
	后	40.69	41.329	-5.4	-0.80	0.423
受教育年限	前	11.593	7.463	108.6	18.39	0.000
	后	11.581	11.767	-4.9	-0.73	0.467
婚姻状况	前	0.836	0.777	15.0	2.64	0.008
	后	0.835	0.867	-8.0	-1.19	0.234
家庭总收入	前	9.745	9.182	57.2	9.88	0.000
	后	9.745	9.759	-1.5	-0.23	0.819
家庭总消费	前	0.893	5.9208	-164.1	-27.22	0.000
	后	0.895	1.035	-4.6	-0.72	0.473
家庭规模	前	3.287	4.200	-74.4	-11.83	0.000
	后	3.291	3.310	-1.6	-0.26	0.793
经济发展水平	前	8.706	8.763	-13.1	-2.28	0.022
	后	8.709	8.713	-1.0	-0.13	0.896

附表 5 – 10　　　　2004 年倾向得分匹配平衡性检验结果（住房制度改革）

变量名称	匹配状态	均值		标准偏差	T 值	T 检验 P 值
		处理组	控制组			
年龄	前	44.356	42.757	15.2	1.90	0.058
	后	44.356	44.66	-2.9	-0.34	0.736
受教育年限	前	12.338	7.871	131.6	15.52	0.000
	后	12.338	12.483	-4.3	-0.58	0.560
婚姻状况	前	0.870	0.864	2.0	0.28	0.778
	后	0.870	0.874	-1.0	-0.11	0.914
家庭总收入	前	10.225	9.377	76.3	9.35	0.000
	后	10.225	10.164	5.5	0.82	0.410
家庭总消费	前	0.206	5.923	-208.1	-22.99	0.000
	后	0.206	0.291	-3.1	-0.64	0.525
家庭规模	前	2.917	3.912	-85.6	-10.23	0.000
	后	2.917	2.907	0.8	0.11	0.913
经济发展水平	前	9.149	9.24	-21.0	-2.73	0.006
	后	9.149	9.142	1.5	0.15	0.877

附表 5 – 11　　　　2006 年倾向得分匹配平衡性检验结果（住房制度改革）

变量名称	匹配状态	均值		标准偏差	T 值	T 检验 P 值
		处理组	控制组			
年龄	前	46.09	44.043	19.3	2.25	0.025
	后	46.09	45.753	3.2	0.33	0.741
受教育年限	前	13.067	7.829	138.2	15.39	0.000
	后	13.067	12.937	3.5	0.42	0.676
婚姻状况	前	0.882	0.883	-0.3	-0.04	0.968
	后	0.882	0.895	-4.1	-0.39	0.693
家庭总收入	前	10.427	9.536	82.3	8.38	0.000
	后	10.427	10.451	-2.3	-0.36	0.722
家庭总消费	前	0.598	5.879	-172.0	-18.84	0.000
	后	0.598	0.554	1.4	0.20	0.843
家庭规模	前	2.938	3.933	-82.7	-8.50	0.000
	后	2.938	2.896	3.5	0.49	0.623
经济发展水平	前	9.413	9.569	-35.6	-4.23	0.000
	后	9.413	9.421	-1.7	-0.16	0.872

附表 5 - 12　　　　2009 年倾向得分匹配平衡性检验结果（住房制度改革）

变量名称	匹配状态	均值		标准偏差	T 值	T 检验 P 值
		处理组	控制组			
年龄	前	47.853	44.802	28.2	2.64	0.008
	后	47.853	46.759	10.1	0.86	0.388
受教育年限	前	12.716	7.965	131.8	11.62	0.000
	后	12.716	13.076	-10.0	-0.92	0.358
婚姻状况	前	0.853	0.874	-6.0	-0.66	0.511
	后	0.853	0.850	0.9	0.06	0.949
家庭总收入	前	10.793	10.101	68.5	5.84	0.000
	后	10.793	10.773	1.9	0.20	0.839
家庭总消费	前	0.674	5.587	-151.1	-13.54	0.000
	后	0.674	0.670	0.1	0.01	0.988
家庭规模	前	2.888	3.883	-77.0	-6.67	0.000
	后	2.888	2.838	3.8	0.41	0.685
经济发展水平	前	9.941	10.064	-34.0	-3.14	0.002
	后	9.941	9.964	-6.2	-0.48	0.631

附表 5 - 13　　　　2011 年倾向得分匹配平衡性检验结果（住房制度改革）

变量名称	匹配状态	均值		标准偏差	T 值	T 检验 P 值
		处理组	控制组			
年龄	前	46.526	45.188	11.7	1.06	0.290
	后	46.526	46.337	1.7	0.12	0.904
受教育年限	前	13.421	8.947	116.1	9.08	0.000
	后	13.421	13.576	-4.0	-0.36	0.722
婚姻状况	前	0.789	0.886	-26.3	-2.93	0.003
	后	0.789	0.806	-4.4	-0.28	0.781
家庭总收入	前	11.066	10.473	62.1	4.65	0.000
	后	11.066	11.039	2.8	0.29	0.776
家庭总消费	前	0.882	4.545	-109.0	-8.76	0.000
	后	0.882	0.840	1.3	0.12	0.906
家庭规模	前	2.863	3.745	-70.2	-5.80	0.000
	后	2.863	2.938	-6.0	-0.52	0.602
经济发展水平	前	10.325	10.588	-66.1	-5.43	0.000
	后	10.325	10.316	2.3	0.16	0.87

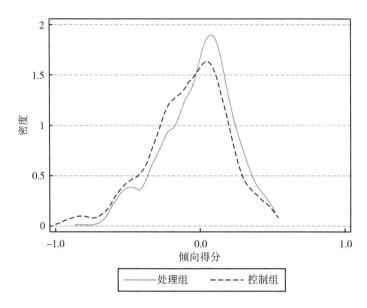

附图 5 - 1   匹配前处理组和控制组倾向得分拟合（流动人口）

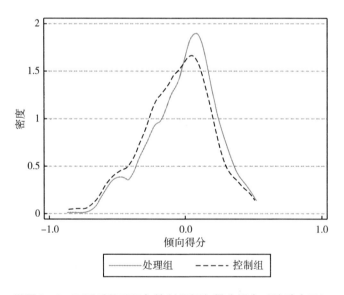

附图 5 - 2   匹配后处理组与控制组倾向得分拟合（流动人口）

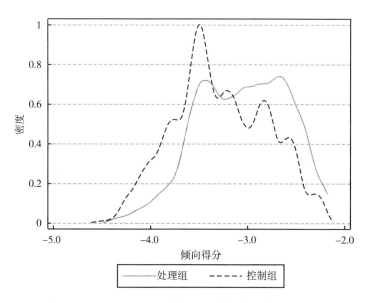

附图 5 - 3　2016 年匹配前倾向得分概率密度（拆迁）

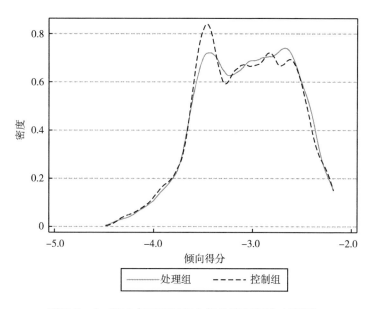

附图 5 - 4　2016 年匹配后倾向得分概率密度（拆迁）

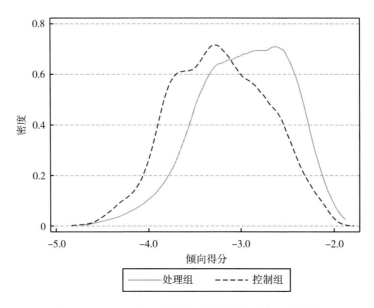

附图 5 - 5　2018 年匹配前倾向得分概率密度（拆迁）

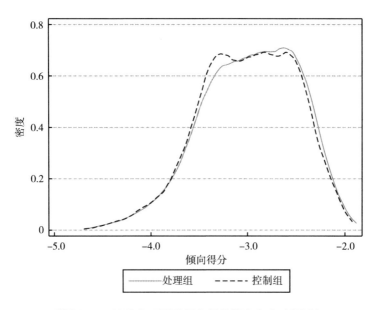

附图 5 - 6　2018 年匹配后倾向得分概率密度（拆迁）